Dr Albert MAURICE
Ancien interne des Hôpitaux
Lauréat de la Faculté des Sciences
et de l'École de Médecine de Grenoble

# LE PTÉRYGION

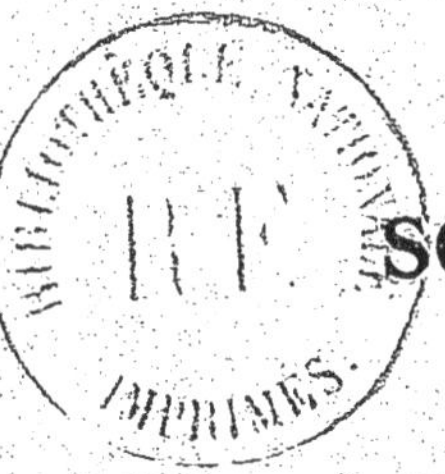


## SON HISTOIRE
## SA NATURE
## SON TRAITEMENT RATIONNEL

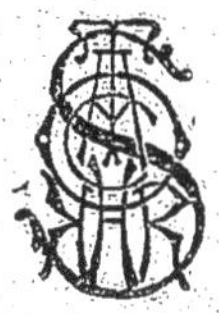

LYON
A. STORCK & Cie, IMPRIMEURS-ÉDITEURS
8, Rue de la Méditerranée, 8

1906

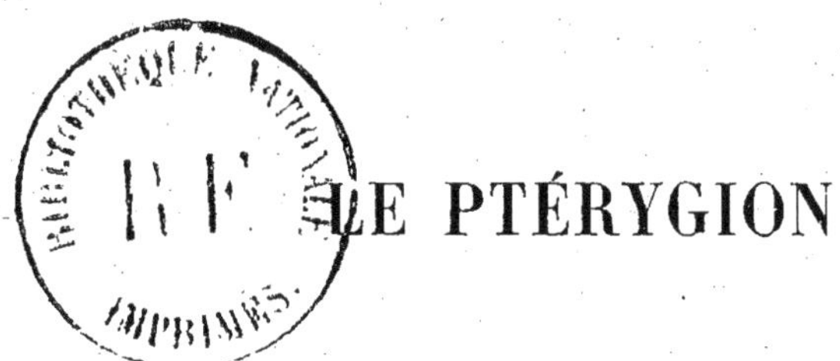


# LE PTÉRYGION

Dr Albert MAURICE

Ancien interne des Hôpitaux
Lauréat de la Faculté des Sciences
et de l'École de Médecine de Grenoble.

# LE PTÉRYGION

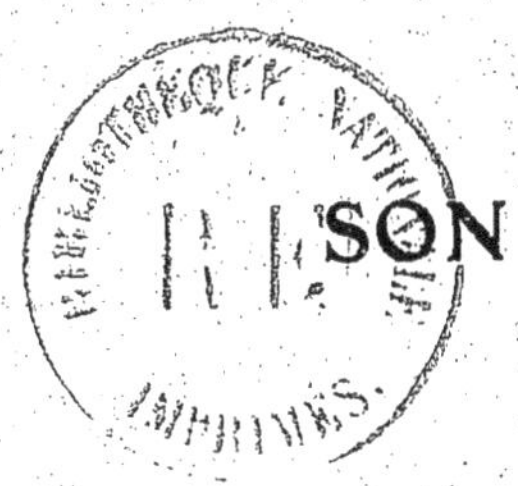


## SON HISTOIRE
## SA NATURE
## SON TRAITEMENT RATIONNEL

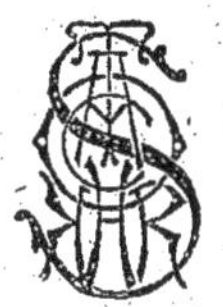

LYON
A. STORCK & Cie, IMPRIMEURS-ÉDITEURS
8, Rue de la Méditerranée, 8

1906

*A MON PÈRE*

*A MA MÈRE*

*Avant de finir nos études et nous élancer résolument dans la vie, nous sommes heureux de jeter un regard en arrière, pour considérer le chemin parcouru, pour remercier nos guides si bienveillants et pour tendre une main amie à nos compagnons de route. Nous sommes liés envers tous par une éternelle reconnaissance ; c'est grâce aux savants conseils de ceux-ci, à la franche amitié de ceux-là que nous avons trouvé moins dur le sentier ardu de la science.*

*Élève de l'École de Grenoble, nous nous souviendrons toujours du savoir et de l'affabilité de nos maîtres. Notre reconnaissance doit s'étendre à tous, à M. le Dr Bordier, directeur de l'École de Médecine, dont l'abord est si plein de charme et de bienveillance ; au professeur Allard, emporté douloureusement au milieu d'une verte vieillesse ; aux professeurs Nicolas, Douillet, Salva, qui nous ont initié aux beautés de la physiologie, de l'histologie et de l'anatomie ; aux médecins ou chirurgiens des hôpitaux, les Drs Girard, Porte, Berthollet, Periol, Jacquemet, Comte, Cibert, Termier, Traversier, Gautier dont nous avons été successivement l'interne ou l'externe ; aux chefs de clinique, Roux et Audan, toujours prêts à donner un conseil. Nous remercions spécialement M. le Dr Deschamps, professeur de clinique ophtalmologique, qui nous a inspiré le sujet de notre thèse et qui a été pour nous un guide sûr pour l'étude de l'ophtalmologie, où nous nous sentions attiré.*

*A Lyon, M. le professeur Rollet nous a toujours reçu aimablement dans son service, il a daigné accepter de présider la soutenance de notre thèse, il a droit à toute notre reconnaissance.*

*Le vent qui disperse chacun de nous aux quatre coins de l'horizon, nous séparera sans doute de nos amis, amis d'enfance ou de jeunesse, amis dont je serai fier de conserver l'amitié et dont il me sera doux de me rappeler le souvenir. C'est avec regret que nous quittons la vie insouciante de l'étudiant en disant adieu à nos camarades.*

---

# LE PTÉRYGION

## Définition.

Le Ptérygion, de πτερυζ, aile, est une production pathologique de forme triangulaire dont la pointe vient s'étendre et s'insérer au devant de la cornée, sans en dépasser généralement le centre, tandis que la base se perd dans le tissu conjonctival bulbaire de la région des angles. L'aspect finement strié de sa trame le faisant ressembler à une aile d'insecte, lui a valu son nom (voir *fig. 1*).

Un des caractères de cette membranule, c'est de se laisser soulever par un stylet glissé sous les bords ; jamais toutefois le sylet ne peut traverser de part en part la production et passer au-dessous comme sous l'arche d'un pont, il bute en haut et en bas, au fond de deux culs-de-sac en forme de nids de pigeons.

Le ptérygion comprend trois parties, la tête ou sommet qui s'étend sur la cornée, le col plus ou moins rétréci et susceptible d'être soulevé, et le corps ou base qui va s'épanouir en forme d'éventail.

Tous les auteurs sont actuellement d'accord pour réserver le nom de ptérygion à cette production d'apparence spontanée, localisée à l'angle interne ou externe de l'œil, production dirigée dans le sens transverse, suivant le méridien horizontal de l'œil. Ils donnent le nom de pseudo-ptérygion ou ptérygoïdes à des ptérygions dirigés dans un autre sens ou provenant de lésions de la cornée ou de la conjonctive, telles que coups, ulcères, piqûres, éraflures, brûlures.

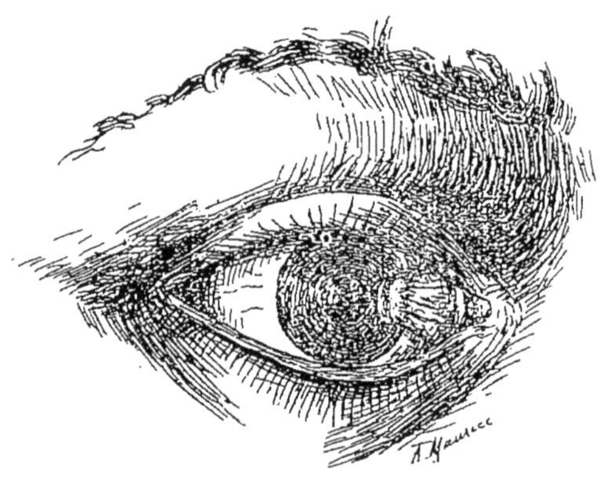

Fig. 1. — Ptérygion. (Voir *Observation V.*)

Cette affection, connue et traitée depuis de longs siècles, a porté différents noms tels que pinna, unguis, sagitta, polypus oculi, onglet, ongle de l'œil, ongle celluleux.

C'est dans le papyrus d'Ebers (1) que nous voyons

(1) Le papyrus d'Ebers a été trouvé à Thèbes ; on y a découvert des débris d'un des six livres égyptiens qui portent le nom de Livres d'Hermès ; ils furent connus sous Galien mais perdus depuis ; celui dont on a trouvé des débris dans le papyrus d'Ebers, a trait à la thérapeutique des affections oculaires ; saint Clément d'Alexandrie le nomme : περι φαρμα. κων (voir Lagrange et Valude), *Encyclop. des maladies des yeux*. Paris, 1900).

la première fois cité le ptérygion. CELSE (1) parle assez longuement de son traitement chirurgical; AETIUS (2) possède un mode opératoire spécial; PAUL d'EGINE (3) s'en occupe; FORESTUS (4) en remarque la forme triangulaire : *Non cooperit* (*pterygium*) *oculum nisi in forma sagittæ*.

Nous ne voulons pas nous étendre maintenant sur l'historique nous réservant d'y revenir à propos de chaque article.

(1) CELSE, médecin et philosophe romain du temps d'Auguste, surnommé le Cicéron de la médecine ; a laissé le *De arte medica*.

(2) AÉTIUS, né à Amida (ve siècle), médecin à Constantinople.

(3) PAUL D'ÉGINE, savant grec du VIIe siècle.

(4) FORESTUS : *Oper. med.*, lib. XI, obs. 6.

## Marche et symptômes.

---

Les débuts du ptérygion passent généralement inaperçus ; c'est à peine s'il y a une légère conjonctivite bulbaire localisée au point où va se développer l'affection ; l'onglet se développant presque toujours du côté de l'angle interne, nous considérerons pour l'étude de la marche et des symptômes un ptérygion de cette région.

Cette conjonctivite localisée à l'angle interne s'étend sur une ligne, qui va généralement du repli semi-lunaire au limbe cornéen, ligne horizontale qui correspond à la partie non battue par les paupières pendant le phénomène du clignement ; c'est là que se réunissent les poussières et que se localise l'inflammation. Cette congestion de cette partie de l'œil arrive assez rapidement, par irritation des points lacrymaux et par hypersécrétion des larmes, à produire un léger larmoiement, le malade éprouve une certaine gêne pour les travaux délicats, une sensation de petits corps étrangers, quand il se trouve en un lieu surchargé de fumée ou de poussières. Ces symptômes sont si peu graves, il est vrai, qu'ils passent généralement inaperçus, et le malade est incapable d'analyser les sensations qu'il a ressenties au début de son mal.

Peu à peu l'inflammation augmente, la conjonctive s'épaissit en ce point, il se forme ce qu'on est convenu d'appeler une pinguecula, petit amas ressemblant à de la graisse (pinguis), de 2 millimètres de hanteur sur 3 ou 4 de longueur ; cette petite tumeur, jaunâtre ou légèrement rosée de congestion, constitue le premier pas ; tout peut s'arrêter là, mais généralement l'irritation s'étend jusqu'au limbe, toute la conjonctive jusqu'à ce niveau participe à l'hyperplasie ; elle est attirée au bord de la cornée pour des raisons que les édificateurs de pathogénies ont cherché à expliquer, sans trouver une solution plausible.

A ce moment on peut dire que le ptérygion est amorcé, il n'a plus qu'à progresser, en attirant toujours de plus en plus la conjonctive, et en se dirigeant vers le centre de la cornée, comme un navire traçant un sillage ; cette comparaison est d'autant plus admissible, que les bords du ptérygion qui vont en s'écartant, comme les traces laissées par l'avant du bateau, n'adhérent pas à la conjonctive sous-jacente, l'adhérence ne se produisant qu'à la partie médiane sur la ligne de marche laissée par l'hélice. Il en résulte, en dessus et en dessous, deux culs-de-sac caractéristiques dont nous avons parlé et qui existent dans tout vrai ptérygion.

La partie du ptérygion qui précède la tête, et qui

semble préparer le terrain, a un aspect particulier ; tandis que le reste est semblable au tissu conjonctival légérement enflammé, cette partie est blanchâtre, gélatineuse et ressemble plutôt, comme couleur et comme transparence, au tissu cornéen atteint de leucome.

Le ptérygion, continuant sa marche jusqu'au centre de la cornée, qu'il dépasse très rarement, on ne sait pourquoi, attire toujours de plus en plus la conjonctive, qui se tend ; celle-ci, à son tour, agit sur le repli semi-lunaire qui disparaît, cette membrane venant s'étaler sur le bulbe de l'œil, et s'unir à la conjonctive sans repli.

Les bords de l'onglet, tandis que la pointe progressait, se sont écartés, eux aussi, en un évantail plus ou moins large ; tiraillés par les mouvements d'élévation et d'abaissement du globe, ils deviennent plus lâches que le reste de la production, ils forment deux replis falciformes, l'un supérieur, l'autre inférieur ; d'autres replis partent du sommet du ptérygion et s'étendent vers la base, en s'irradiant comme les feuillets d'un éventail ; ils sont longés par des vaisseaux plus ou moins abondants, selon que nous avons à faire à un ptérygion plus ou moins vasculaire ; une membrane de caoutchouc, prise par son bord, et attirée, présenterait des plis analogues.

Cette membrane, qui s'étend de la cornée au repli semi-lunaire, n'est pas très extensible, et souvent, elle arrive à un tel point d'hypertrophie de la muqueuse, qu'elle forme un obstacle important au mouvement de latéralité externe de l'œil ; lorsque le malade veut regarder en dehors, le ptérygion se tend, mais alors, le mouvement du regard continuant, l'œil atteint ne peut plus suivre l'amplitude de déplacement de son congénère, et il en résulte de la vision double, une diplopie homonyme. Lorsque l'œil revient en place, il se forme quelques plis verticaux, toujours moins importants que les plis transversaux, dont nous avons déjà parlé.

Avant qu'il ait de la diplopie, le malade est déjà gêné pour la vision attentive ; ce sont les gens qui lisent beaucoup, ou les ouvriers d'art, qui s'en accusent le plus ; non seulement la marche des rayons visuels est détournée, lorsque le ptérygion arrive vers le centre de la cornée, au niveau de la pupille, mais bien avant, dès que la tête a pénétré de 2 ou 3 millimètres sur la surface kératique, il se forme une déformation de la cornée, qui aboutit à l'astigmatisme. Cet astigmatisme, gênant par lui-même, le devient encore plus, quand il se produit chez des gens ayant besoin d'accomoder; il apparaît bientôt de l'asthénopie accomodative, qui vient ajouter ses effets aux troubles déjà existants.

Cette évolution, que nous venons de décrire, est en général très lente, il faut parfois de longues années, dix, quinze, vingt ans, pour qu'un ptérygion ait atteint son plein développement ; d'autres fois, au contraire, il a, en quelques mois, envahi la cornée ; nous devons dire que souvent il s'arrête dans son évolution, à un des stades décrits plus hauts, et il n'a nulle tendance à progresser.

On a même rapporté quelques cas de guérison

spontanée. Scott-Kennel (1), à la suite d'inflammation de la conjonctive, vit un ptérygion de dix ans disparaître. L'examen montra que l'excroissance avait été divisée transversalement, et que ses extrémités terminales avaient complètement disparues.

Il arrive fréquemment, qu'un ptérygion paraissant bénin et à marche stationnaire, se développe tout d'un coup avec rapidité, c'est que généralement une cause d'irritation lui a donné subitement un coup de fouet. Desmarres (2) rapporte le cas d'un individu, porteur d'un ptérygion à marche torpide, qui, un jour, reçut dans l'œil une goutte d'acide nitrique; il se produisit bientôt du trichiasis avec colobama; dès ce moment, le ptérygion marcha avec rapidité et envahit rapidement la cornée jusqu'au centre.

Les cautérisations et les scarifications produisent souvent le même résultat.

(1) Scott-Kennel : « Short notes of a case of natural cure of pterygion ». *Ophtal. Review*, May 1895.

(2) Desmarres : *Traité des maladies des yeux*, 1855.

## Variétés.

*Au point de vue nombre.*—Le ptérygion, en général, est unique ; pourtant, il n'est pas rare d'en rencontrer deux, l'un à l'angle interne et l'autre à l'angle externe (v. fig. 3). Beaucoup plus rarament, on en trouve quatre ; dans ce cas, ils sont en général disposés en croix de Malte. SAINT-YVES (1), FURNARI (2), CUNIER (3), PÉTREQUIN (4), DESCHAMPS (5), et d'autres, en signalent de quadruples.

BEER, cité par DUPLAY (6), en a rencontré exceptionnellement un qui était triple.

VELPEAU (7), en a observé cinq sur le même œil.

(1) SAINT-YVES : *Nouveau traité des maladies des yeux*, 1736.

(2) FURNARI : *Traité pratique des maladies des yeux*, 1841.

(3) CUNIER : Quelques réflexions sur la nature du ptérygion. *Annales de médecine belge*, 1837.

(4) PÉTREQUIN : « Recherches d'anat. pathol. sur la nature du ptérygion ». *Annales d'oculistique*, T. I, p. 467.

(5) DESCHAMPS : « Traitement du ptérygion par le râclage ». *Soc. Franç. d'opht.*, 1895.

(6) DUPLAY et RECLUS : *Traité de chirurgie*, 1897.

(7) Cité par de WECKER et MASSELON : *Maladies des yeux*, t. I, p. 155, 1889.

Weller (1), cite un ptérygion bifurqué à son sommet ; il était peut-être formé de deux ptérygions accolés.

Les cas de ptérygions envahissants, cités par Conte (2), ne sont le plus souvent que des ptérygions multiples réunis en un seul (voir *fig.* 2). Celui qu'a étudié Frugiuele (3), me semble constitué par trois ptérygions agglomérés.

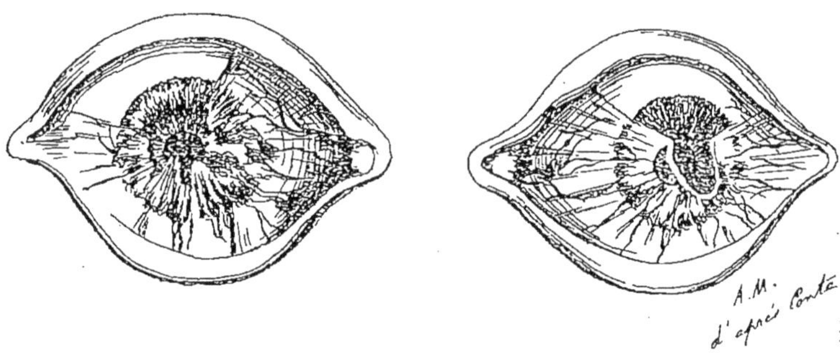


Fig. 2. — Ptérygion double envahissant.

Quelquefois, les deux yeux sont couverts de ces productions, C'est ainsi que Despagnet (4), chef de clinique de Galezowsky, a observé un cas de ptérygions quadruples sur les deux yeux. Malgat, de Nice (5), a

(1) Weller : *Traité théorique des maladies des yeux*, 1828.

(2) Conte : « *Du ptérygion envahissant.* Toulouse 1904.

(3) Frugiuele : « Un caso raro di tre pterygi réuniti tra loro e constituendi una membrana continua semi-circolare ». *Giornale internaz. del Scien. med.* Napoli 1897, p. 340.

(4) Cité par Courtey : *Sur le ptérygion*, thèse de Paris, 1894.

(5) Malgat : « Quadruple ptérygion des deux yeux sur un garçon de seize ans. » *Rev. d'oph.*, juillet 1892, p. 407.

trouvé un garçon de seize ans, porteur de huit ptérygions, répartis dans la région des huit muscles droits ; leur apparence était fibreuse, et leur origine semblait être dans les muscles cités.

*Au point de vue localisation.* — Les statistiques établissent que le point d'élection du ptérygion est l'angle interne de l'œil. C'est ainsi que Ribéri (1), sur 105 examens, a trouvé 100 fois le ptérygion localisé en dedans, 4 fois en dehors et une fois seulement en haut, ce qui nous donne à peu près un pourcentage de 95.

Beer (2), en trouve encore davantage ; sur 376 cas examinés, il n'a trouvé que 2 fois le ptérygion en dehors, une fois en haut et une fois en bas. Cela donne près de 99 °/₀.

Sur 130 ptérygions, Desmarres (3) en a trouvé 127 au niveau du grand angle, une fois 1 dans l'angle externe, une fois 1 double et une fois quadruple. Moyenne 97 °/₀.

D'après Sœmisch (4), il semblerait que les lésions sont généralement binoculaires. Sur 34 individus, 22 avaient des lésions sur les deux yeux : 2 d'entr'eux avaient un ptérygion double sur un œil et unique sur l'autre.

L'auteur anglais Middlemore (5), fixe, ainsi qu'il suit, l'ordre de présentation de l'onglet :

(1) Ribéri : *Blepharophtalmo-therapia operativa*, p. 110.
(2) Beer : *Lehre von den Augen*, vol. II, 1817.
(3) Desmarres : *Maladies des yeux*, t. II, 1855.
(4) Sœmisch : *Les maladies de la conjonctive*, 1904.
(5) Middlemore : *A treatise of the diseases of the eye*, t. I. London, 1835.

1° Il n'y a un ptérygion qu'à un seul œil : angle interne.

2° Il y a un ptérygion à chaque œil : angle interne.

3° Il y a deux ptérygions à un œil : l'un est en dedans, l'autre en dehors.

4° Enfin il y a un ptérygion dans le grand angle et un autre en haut ou en bas.

D'après cet auteur, les affections monoculaires viennent en première ligne, ce qui semble contredire la statistique plus moderne de Sœmisch, qui considère sans doute comme ptérygions, des pinguecalas anormalement développées.

Comme variétés curieuses de localisation, nous pouvons citer l'observation de Monphous (1) de Saint-Malo. En retournant la paupière supérieure d'un malade atteint de kératite subaiguë, ce médecin trouva la conjonctive palpébrale tapissée par une membrane triangulaire, mince, peu vascularisée ; les bords nets et peu saillants adhèrent à la conjonctive. La base du néoplasme vient s'implanter dans toute l'étendue du cul-de-sac conjonctival. L'autre œil, examiné, présente une lésion symétrique, analogue comme l'autre à un ptérygion.

Wernke (2), dernièrement, vient de signaler un cas à peu près identique.

On peut poser l'hypothèse que ces ptérygions, partis du cul-de-sac conjonctival, ont pris une fausse

(1) Monphous « Ptérygion à la paupière supérieure ». *Soc. franç. d'opht*, mai 1901.

(2) Wernke : « Ptérygion de la paupière supérieure ». *Klin. Monats. f. Auengheil*, p. 126, 1904.

direction et se sont dirigés sur la paupière, au lieu de le faire dans le sens de la cornée.

Galezowsky (1) en a vu un sur le grand oblique, il était très étroit, et semblait provenir de ce muscle. Il résultait d'une ancienne blessure.

Panas (2) a opéré un ptérygion de l'angle interne, qui se trouvait au-dessous du diamètre transverse de l'œil; cette localisation, ainsi que la précédente, est très rare.

L'on peut, à la rigueur, regarder comme des anomalies de localisation, les onglets qui dépassent le centre de la cornée. Conte (3) en cite dans sa thèse; Ryerson Sterling (4) en rapporte deux cas qu'il ne crut pas devoir opérer; il se borna à faire une iridectomie, pour remédier aux inconvénients de ce diaphragme pathologique.

*Au point de vue forme.* — Le ptérygion en général est franchement triangulaire, à sommet cornéen; quelquefois cependant il peut, comme celui cité par Desmarres (5), être aussi large sur la cornée que sur la conjonctive.

Guimaraes (6) rapporte le cas d'un ptérygion inversé,

(1) Galézowski : « Traité des maladies des yeux ». 1872

(2) Cité par Roudouly, thèse de Paris, 1877.

(3) Conte. Déjà cité.

(4) Ryerson Sterling : « Observation de ptérygions extrêmement développés » *ann. d'oculistique,* juillet 1891.

(5) Déjà cité.

(6) Cité par Blanchard. De l'astigmatisme déterminé par le ptérygion. Paris, 1904.

dont le sommet occupait l'angle interne, et dont la base venait s'épanouir au-devant de la cornée. Il avait débuté par de petites ulcérations cornéennes, incolores et distinctes les unes des autres, et son évolution avait duré quinze ans.

---

# Étiologie

*Hérédité.* — Quelques auteurs tels que Wardrop (1), Beer (2), Fréderi (3) admettent que le ptérygion est congénital et héréditaire.

Picque (4), dans sa thèse d'agrégation, prétend que beaucoup de ptérygions ne sont que des kystes dermoïdes, insistant ainsi sur l'origine congénitale.

Guttiérez-Ponce (5), a rencontré, dans une famille des hauts plateaux de la Cordillière des Andes, cinq personnes atteintes, réparties dans trois générations. Il admet que l'hérédité crée une prédisposition individuelle chez ces individus, ce qui les rend plus aptes à contracter l'onglet. Ne serait-ce pas une sorte de « ptérygiose », pour employer l'expression dont se

(1) Wardrop : *On the morbid anatomy of the eye*, p. 27, Edinburg, 1808.

(2) Beer : *Lehre von den Augen*, vol. II, 1817.

(3) Frederi, cité par Courtey. Thèse de Paris, 1894

(4) Picque : *Maladies congénitales de l'œil.*

(5) Guttiérez-Ponce : « De l'hérédité du ptérygion ». *Bull. de la Soc. d'opht. de Paris*, p. 112, 1893.

sert Mlle TRAPESONTZIAN (1), à propos d'un individu atteint de ptérygions récidivés ?

*Age.* — Il paraît incontestable que l'âge a une grande influence sur l'apparitiou du ptérygion ; c'est presque toujours chez des gens ayant dépassé l'âge moyen de la vie qu'on le rencontre. FUCHS (2), sur cinquante cas examinés, a établi que l'âge moyen d'apparition de cette maladie, était vers quarante-huit ans ; il n'a trouvé, qu'une fois, un onglet chez un jeune homme de vingt-un ans.

Quelques auteurs cependant en ont trouvé chez des jeunes. Nous avons cité le cas de MALGAT, quadruple ptérygion des deux yeux chez un garçon de seize ans. WARDROP (3), en signale un chez un nouveau-né. REYNOLDS (4) va plus loin, il en trouve surtout chez les adolescents.

*Sexe.* — L'homme est plus sujet que la femme au ptérygion ; la cause est sans doute que l'homme est plus exposé que la femme aux causes que nous allons énumérer plus loin.

Sur les 50 cas rapportés par FUCHS, cet auteur a trouvé 36 hommes et seulement 14 femmes.

LOPEZ de la Havane (5), prétend que la moitié de

(1) TRAPESONTZIAN (Mlle Catherine) : « Pathogénie, anat. pathol. du ptérygion. (Extraits) *Arch. d'opht. de Paris*, 1901, p. 667, 10 fig.

(2) FUCHS : *Ann. fur opht.*, 1892.

(3) WARDROP : Déjà cité.

(4) REYNOLDS : « The natur and treatment of pterygia ». *S. ann. M. ass.* Chicago, 1902.

(5) LOPEZ : « Pterygium and its treatement ». *Arch. of opht.*, 1898.

ses consultants hommes pour les maladies des yeux, sont atteints de ptérygion.

*Petits traumatismes, poussières, etc.* — On a remarqué que les gens, dont la profession les exposait aux poussières, étaient très fréquemment atteints de ptérygion ; ces petits corps étrangers provoquant une irritation de la conjonctive, amenant secondairement, par inflammation ou trouble trophique de cette muqueuse, l'apparition de cette membrane.

Les meuniers, cochers, plâtriers, bateliers en portent fréquemment.

Beer (1) cite les ouvriers exposés à recevoir du sable dans les yeux, maçons, terrassiers, etc..

Par le même mécanisme, les traumatismes, quels qu'ils soient, piqûres, brûlures, éraflures, peuvent provoquer le ptérygion.

Mackensie (2) a vu un grain de poudre logé dans la conjonctive, qui, au bout de quelque temps, amena la formation d'un onglet.

De Lantsheere (3) a rapporté un cas assez banal de ptérygion, chez un serre-frein exposé aux poussières et aux grains de charbon projetés par la locomotive ; ce cas est devenu intéressant, par la discussion qui suivit sa présentation à la Société d'ophtalmologie belge. Il s'agissait de savoir, si, le ptérygion acquis dans ces circonstances, était un risque professionnel,

(1) Beer. Déjà cité.

(2) Mackensie, traduit par Warlomont et Testelin, 1858.

(3) De Lantsheere : « Ptérygion. Question d'intérêt professionnel ». *Soc belge d'opht.* 1901.

et pouvait être considéré comme accident du travail. VENNEMAN de Louvain et NUEL de Liége furent d'avis, qu'un tel ptérygion était bien professionnel et que les compagnies de chemins de fer, pour diminuer leurs risques, devaient éliminer les gens atteints de pinguecul as, pouvant donner des ptérygions.

*Chaleur*. — Le ptérygion est une maladie très fréquente dans les pays chauds. On en trouve en quantité en Italie, en Espagne, en Egypte, à Constantinople, au Brésil, au Gabon. Les médecins de la marine en rapportent des cas très nombreux.

HACHE (1) raconte que, dans les rues de Cayenne, il rencontre à chaque pas des gens atteints de ptérygions, dont quelques-uns sont multiples et même quadruples.

LOPEZ (2), sur tous ses consultants, compte à la Havane environ 7 p. 100 de ptérygions. Il remarque, d'autre part, qu'il y a de véritables poussées au moment de la chaleur et la saison sèche. Il est vrai de dire, que considérant le pinguecula comme précédent le ptérygion, il obtient peut-être en comptant ceux-ci un pourcentage exagéré.

HEINEKEN (3) rapporte qu'à Madère « il est si fréquent, qu'il mérite presque l'épithète d'endémique. Un dizième des bateliers de cette île environ en est atteint à un degré plus ou moins avancé. » Cette fréquence serait due, d'après lui, à ce que ces bateliers

(1) HACHE : *Recueil d'ophtalmologie*, 1877, t. IV.

(2) LOPÈZ : Déjà cité.

(3) HEINEKEN : *Médical repository*, vol. XXII. London, 1824.

ne se couvrent la tête, qu'avec un chapeau minuscule au moment du plein soleil.

Nous pouvons citer encore Jeanselme (1), qui parle de l'Extrême-Orient et de Lawrence (2), qui l'a rencontré, souvent, chez des individus « ayant habité le climat brûlant de l'Inde. »

Chez nous les fondeurs et les verriers, exposés à des feux très vifs, en sont souvent porteurs.

*Causes diverses et multiples.* — Les auteurs, embarrassés parfois pour trouver l'étiologie de cette affection, ont pensé que la conjonctive, irritée par la contraction des muscles accomodateurs, créait une prédisposition. Cette hypothèse résulte de la coïncidence très fréquente du ptérygion et de l'hypermétropie.

Les marins sont sujets à l'onglet ; exposés à la vapeur d'eau chargée de chlorure de sodium, ils larmoient abondamment ; cette irritation constante doit produire l'hypertrophie de la conjonctive bulbaire et l'apparition du ptérygion. Cassius et Manhard (3) rapportent sa fréquence sur les côtes lacustres et marines.

Sachsalber (4) l'attribue aux poils follets qui se trouvent au niveau du repli semi-lunaire ; nous

(1) Jeanselme, cité par Lagrange et Valude. *Encyclop. des mal. des yeux*, 1900.

(2) Lawrence : *Treatise of the diseases of the eye*. London, 1859.

(3) Cassius et Manhard, cités par Lagrange et Valude.

(4) Sachsalber : « Sur l'étiologie de la pinguecula et du ptérygion. *Wien. Klin. Wochens*, 1905.

savons, d'autre part, que WARDROP (1) signale quelques cas de pingueculas poilus.

Nous devons dire que bien souvent toutes ces causes se combinent, ainsi DECONDÉ (2) attribue son apparition aux temps chauds et humides, il en accuse surtout l'atmosphère lourde, chargée d'électricité et le grand vent.

Chez nous nous trouvons fréquemment des paysans atteints ; le soleil, le vent, la poussière semblent être les coupables. DE OBARRIO (3) cite un cas de ptérygion, chez un paysan de quarante-cinq ans des tropiques, exposé fréquemment aux poussières, REYNOLDS (4) l'attribue à la combinaison de la chaleur, de la sécheresse et de la poussière ; pour lui, des corps étrangers très petits, viennent frapper la paupière et se fixer dans la conjonctive ; celle-ci, par suite de la chaleur, se dessèche rapidement, ce qui favorise l'irritation de la muqueuse.

Pour notre part, nous sommes bien d'avis que des causes multiples président à la formation de cette membrane pathologique, attribuant à l'âge une importance considérable, la vieillesse et ses troubles trophiques ayant une influence incontestable sur ce phénomène.

(1) WARDROP. Déjà cité.

(2) DECONDÉ : *Arch. de méd. militaire belge*, t. XV, p. 145.

(3) DE OBARRIO : « Un caso exceptional de terigion y consideraciones sobre el tratamiento de esta afeccion » *Socied. oftal. Mexic.*, 1903.

(4) REYNOLDS. Déjà cité.

## Anatomie pathologique.

---

*Étude macroscopique.* — Les premiers auteurs qui ont étudié sérieusement le ptérygion, ont reconnu que son aspect anatomique était assez variable et ont proposé des divisions, selon que le néoplasme paraissait membraneux, et peu vascularisé, ou charnu et fortement hyperhémié, ou bien encore que son aspect jaunâtre l'eût fait ressembler à une masse graisseuse.

Alcoatin (1) n'en reconnaît encore que deux variétés, la forme nerveuse et la forme charneuse.

Albucasis (2) ajoute à celle-ci, la forme adipeuse; elle est « semblable à une humidité, blanche comme neige. »

Weller (3) n'admet que le pterygium tenue et le pterygium crassum, ce dernier, très vasculaire, pousse des prolongements tendineux, qui le font ressembler

(1) Alcoation, cité par Courtey.

(2) Albucasis, médecin arabe, mort en 1013, il a laissé un traité de chirurgie très curieux *Al-Tassrif* (Exposition des matières).

(3) Weller : *Traité théor. et prat. des mal. des yeux.* Paris, 1828.

à de petits muscles; cette dernière comparaison appartient à SCHMIDT (1).

LAWRENCE (2) admet une première forme, mince et transparente, une seconde, à membrane épaisse et fibriforme, c'est le ptérygion épais ou charnu (pterygium crassum), et une troisième, le ptérygion gras ou pterygium pingue, qu'il trouve fréquent chez les vieillard. Il y aurait encore les ptérygions malins, mais qui ne le deviendraient que par l'emploi intempestif des stimulants et des escharotiques.

FURNARI (3) considère le ptérygion charnu, le ptérygion graisseux et le ptérygion variqueux ou vasculaire.

CARRON DU VILLARDS (4) admet les trois variétés de FURNARI, mais il ajoute le ptérygion simple.

CUNIER (5), PÉTREQUIN (6) et DESMARRES (7) sont du même avis, ils admettent quatre formes, la forme celluleuse, la forme vasculaire, la forme charnue et la forme graisseuse.

Actuellement, aidés par nos connaissances microscopiques nous avons coutume de supprimer la forme

(1) SCHMIDT: *Ophtalmo bibliotek.* Iéna, 1803.

(2) LAWRENCE : *Traité prat. des mal. des yeux.* Traduit par BILLARD d'Angers. Paris, 1030.

(3) FURNARI : *Traité prat. des mal. des yeux.* Paris, 1841.

(4) CARRON DU VILLARDS : *Guide pratique pour l'étude et le traitement des maladies des yeux.* Paris, 1847.

(5) CUNIER : « Quelques réflexions sur la nature du ptérygion ». *Ann. de méd. belge*, 1837.

(6) PÉTREQUIN : « Recherches d'anat. pathol. sur la nature du ptérygion. » *Ann. d'ocul.*, t. I.

(7) DESMARRES : *Traité des maladies des yeux*, 1855.

graisseuse qui, histologiquement, n'existe pas ; nous diviserons les ptérygions en deux classes :

1° Le ptérygion membraneux qui comprend l'ancien pterygium simplex, tenue, membranaceum, cellulosum ; il est formé d'une petite membrane transparente et mince ; peu vasculaire, il saigne difficilement ; sa marche est peu rapide ; il devient très peu envahissant.

2° Le ptérygion charnu, qui comprend le pterygium pingue, vasculosum, carnosum, sarcomatosum, varicosum ; il est plus épais que le précédent, sa surface est couverte de petits vaisseaux qui saignent facilement ; quelques-uns sont plus ou moins gonflés et variqueux ; la présence de cette épaisse membrane provoque de l'irritation et du larmoiement ; sa marche est plus rapide, il a tendance a envahir la cornée, et à s'étendre jusqu'au centre, quelquefois à le dépasser, en étalant ses bords, gagnant ainsi en longueur et en largeur.

*Etude microscopique.* — On a discuté pendant longtemps, pour savoir si le ptérygion était dû à une production nouvelle ou à une hypertrophie simple des tissus sous-jacents. Ce n'est guère qu'à notre époque qu'on a pu, grâce au microscope, se rendre un compte exact de la nature du ptérygion ; avant d'exposer les théories actuelles, voyons brièvement les opinions des différents auteurs qui se sont occupés de la question.

Celse (1) le croit formé d'une « membrane ner-

(1) Celse, déjà cité.

veuse », terme synonyme de membrane celluleuse.

SCARPA (1) s'y étend plus longuement ; pour lui, ce néoplasme « n'est autre chose qu'une portion de la lame subtile, transparente, de la conjonctive convertie par l'effet de l'ophtalmie variqueuse chronique en une tunique dense et opaque ». Mais, s'il admet que le ptérygion est formé, superficiellement, de la lame subtile et transparente de la conjonctive, il considère le parenchyme comme formé de tissu tendineux et musculaire.

ROGNETTA (2), qui a une opinion à peu près semblable, considère le tissu du ptérygion comme formé par une extension du tissu des muscles droits.

PETREQUIN (3) et MIDDLEMORE (4) sont les premiers à ne voir dans cette production que le tissu conjonctival ; la trame est formée par une hypertrophie de la sous-muqueuse qui se développe entre la sclérotique et l'épithélium.

CARRON DU VILLARDS (5) y voit des tissus développés outre mesure, mais aucune néoformation.

CH. ROBIN, qui traita la question dans l'édition du Dictionnaire de Nysten de 1855, définit le ptérygion « une hypertrophie partielle cellulo-vasculaire et fibro-plastique de la conjonctive oculaire ».

(1) SCARPA : *Traité des maladies des yeux*, 1821.

(2) ROGNETTA : *Cours d'ophtalmologie*. Paris, 1877.

(3) PETREQUIN, déjà cité.

(4) MIDDLEMORE : *A treatise of the diseases of the eye*. London, 1835.

Les auteurs du Compendium de chirurgie y voient une matière plastique, soulevant la conjonctive.

Desmarres (1) a une opinion mixte, entre celle de Scarpa (origine musculaire) et celle de Petrequin, qui ne voit que du tissu sous-conjonctival.

Mackensie (2), qui a étudié quatre ptérygions, dont un membraneux et trois charnnes, n'y a trouvé que les éléments de la conjonctive. Les traducteurs de Mackensie déclarent, en annotation, que, pour eux, le ptérygion graisseux n'existe pas.

Laissons la parole à de Wecker (3) : « L'examen du ptérygion au microscope montre qu'il ne présente que les éléments préexistants de la conjonctive avec un épaisissement plus ou moins considérable du tissu sous-conjonctival ; souvent, on y voit beaucoup de fibres élastiques, tandis qu'on n'y rencontre que très peu de graisse, et c'est à tort qu'on a désigné une forme de ptérygion sous le nom de ptérygion graisseux à cause de sa couleur jaunâtre. Nous ne trouvons, dans le ptérygion, aucun élément que la conjonctive normale ne contienne pas. »

Martin, chef de clinique de Desmarres fils, a examiné plusieurs ptérygions, « toujours il a constaté, sur le champ du microscope, les éléments seuls de la conjonctive oculaire et du tissu sous-conjonctival, sans altération, ni de la couche épithéliale, ni du chorion muqueux, ni des fibres du tissu cellulaire, ni des cellules adipeuses, ni des vaisseaux sanguins. Le

(1) Desmarres, déjà cité.

(2) Magkensie, traduit par Warlemont et Testelin, 1858.

(3) De Wecker : *Traité des maladies des yeux*, 1867.

nombre seul de ces éléments variait avec la variété à laquelle appartenait l'onglet. »

Pour Schreiter (1), le centre du ptérygion est formé de faisceaux conjonctifs et de vaisseaux très fins ; la périphérie comprend une substance gélatineuse fondamentale pourvue de nombreuses cellules embryonnaires. L'épithélium recouvre toute la production et vient s'adosser au fond des deux culs-de-sac.

Poncet de Cluny (2) remarque l'érosion de la membrane de Bowman ; il trouve une masse granuleuse teintée en jaune par l'acide picrique, dans les faisceaux superficiels du stroma ; quelques uns de ces faisceaux offrent un aspect homogène. Il a rencontré souvent, dans les mailles de ce tissu, des vibrions et des sporules.

Panas (3) s'exprime ainsi : « Le ptérygion réside dans une tranformation scléreuse du limbe cornéen et de la conjonctive bulbaire voisine, en un tissu plus ou moins opaque, rétractile, d'aspect fibroïde. » Il compare plus loin ces lésions aux altérations verruqueuses des membranes fibreuses. « A côté, dit-il, des amas verruqueux hyalins et des cellules en voie de dégénérescence muqueuse contenues dans le stroma cornéen, il s'ajoute la profilération en doigt de gant de la couche épithéliale et la destruction par places de la membrane de Bowman. »

(1) Schreiter, cité par Courtey.

(2) Poncet de Cluny : *Archiv. d'ophtal.*, 1881.

(3) Panas : *Archiv. d'ophtal.*, 1902.

Grâce aux travaux de Fuchs (1) et de Trapsontzian (2), la structure du ptérygion semble élucidée ; nous allons résumer la question en faisant de fréquents emprunts à ces deux auteurs.

L'épithélium qui recouvre le ptérygion est formé de trois couches :

1° Couche profonde, formée de cellules rondes, ce sont les cellules basales de l'épithélium conjonctival ;

2° Couche moyenne, formée de cellules étoilées pénétrant entre les cellules rondes ;

3° Couche superficielle que nous allons décrire plus longuement. Auparavant, nous devons dire que les cellules rondes et les cellules étoilées sont plus abondantes que dans la conjonctive normale ; ces cellules sont même modifiées et témoignent du travail inflammatoire de la muqueuse.

Cette couche superficielle est formée de cellules cylindriques. Trapsontzian y trouve au contraire un épithélium pavimenteux stratifié. Nous devons dire : que dans l'épithélium normal, telle erreur a été commise ; Tartuferi (3) qui a étudié trente conjonctives normales, avec beaucoup de soin, a au contraire toujours trouvé un épithélium à cellules cylindriques ; il pense que les auteurs qui décrivent encore un épithélium pavimenteux, n'ont examiné que des conjonctives altérées, ayant perdu leurs cellules

(1) Fuchs : *Ann. d'ocul.*, 1892. *Manuel d'opt.*, 1905.

(2) Trapesontzian (Mlle Catherine), déjà citée.

(3) Tartuferi. « Sulle forma cellulari che compogono l'epithelio delle porzione tarsea della conjunctiva umana. » *Giorn. internat. delle sc. med.*, 1879.

superficielles et mettant alors, sous les yeux de l'observateur, les cellules de la couche profonde.

Par place, l'on trouve quelques cellules caliciformes ; ce sont des cellules ayant subi la dégénérescence muqueuse ; chez le vieillard, on en trouve de même, et quelques animaux tels que le chien, le chat, le lapin, ont, normalement, des cellules caliciformes mêlées aux cellules cylindriques de leur conjonctive. Ces cellules qui n'existent pas chez un adulte, et qui sont donc bien des cellules de dégénérescence, présentent, comme coupe, une ellipse à grand axe vertical ; le noyau, refoulé à la périphérie, paraît ratatiné et disparaît peu à peu. Le protoplasma est clair, et traversé de part en part de fines et rares stries.

Quelques autres cellules ont subi la dégénérescence colloïde ; Fuchs en a trouvé très peu, Trapsontzian prétend, au contraire, qu'elles sont fréquentes. Le noyau de ces cellules est plus rapproché de la base que dans une cellule ordinaire ; ce noyau est lui-même modifié, en ce sens que la substance colorante s'est accumulée vers l'un des bords ; sur une coupe on trouve un croissant coloré formé par la chromatine ; la partie concave de ce croissant est claire, parfois lumineuse, c'est la partie du noyau qui ne s'est point colorée.

Par places l'on rencontre des invaginations de la surface épithéliale ; ces invaginations donnent l'apparence de glandes acineuses, mais s'en distinguent pas l'absence de cellules basales ; en somme, ce sont de simples amas d'éléments épithéliaux, transformés en cellules caliciformes.

Sur les bords du ptérygion, l'on rencontre quelques glandes tubuleuses formées par deux rangées de cellules ; une rangée externe, formée de petites cellules rondes et une rangée interne, formée de belles cellules cylindriques.

Ces invaginations, aussi bien que ces glandes tubuleuses, peuvent, en se bouchant, donner par rétention naissance à des kystes. Beaucoup d'auteurs en ont signalés ; Fuchs, Ottawa, Sachs, Samelsohn (1), Gallenga (2), Sœmisch (3) en parlent et en citent des exemples.

Cet épithélium, qui tapisse toute la surface du ptérygion et qui se réfléchit dans les culs-de-sac supérieur et inférieur pour venir s'adosser à lui-même, présente une épaisseur différente selon l'endroit où on l'examine. Aux parties saillantes, il est aminci, dans les dépressions, ses couches se multiplient. Ce phénomène est dû aux inégalités de pression de la paupière. Fuchs appelle cette propriété de l'épithélium de s'adapter aux différences de pression la « tendance nivellante » (nivellirende Tendenz).

Dans un œil normal, l'épithélium conjonctival se transforme insensiblement en épithélium cornéen ; dans le ptérygion, au contraire, la transformation est subite ; il existe même au niveau de cette transformation, près du sommet du ptérygion, une sorte de dépression en forme de « marche ».

(1) Ottawa, Sachs, Samelsohn, cités par Lagrange et Valude. *Mal. des yeux*, 1900.

(2) Gallenga : « Sulla precenza di una cavita nella pinguecola e sua importanza nella produzione dello pterygio ». *Ann. di Ottal.* Pavia, 1887.

(3) Sœmisch : *Les maladies de la conjonctive*, 1904.

En étudiant un ptérygion, suite de traumatisme, accompagné de symblépharon, Trapesontzian a trouvé en plus des cryptes, invaginations et glandes tubuleuses, quelques glandes dont la structure rappelait celle des glandes lacrymales; on peut expliquer leur présence par l'action du tissu modulaire, attirant à lui le cul-de-sac de la conjonctive, et avec lui quelque portion égarée de la glande lacrymale. Cette hypothèse est d'autant plus plausible, que Trapesontzian a trouvé, en même temps, quelques fibres musculaires, provenant sans doute du droit supérieur attiré par le même mécanisme.

Le stroma n'est autre que le stroma de la conjonctive légèrement modifié. Il y a augmentation des fibres connectives et élastiques; ces fibres au lieu d'être ondulées sont tendues, quelques-unes sont épaissies.

Juste au-dessous de l'épithélium de recouvrement, le tissu de la trame est plus fin, plus homogène, plus lâche; il y a peu de cellules infiltrées; il rappelle le tissu gélatineux de Schreiter; il se colore par l'éosine en rose, et par la fuschine acide en rose violet.

Dans les couches profondes, les fibrilles sont plus serrées, plus nombreuses, avec beaucoup de cellules connectives et de cellules rondes.

Les vaisseaux sont abondants et dilatés. Il y a grande abondance de globules blancs, en particulier des polynucléaires.

Au sommet du ptérygion, le stroma se modifie encore davantage, il prend une apparence cornéenne; il devient fibrilaire et lamellaire à l'endroit où il vient buter en forme de coin entre l'épithélium et le tissu cornéen.

La membrane de Bowman n'est pas intacte, elle a disparue en partie, de même que la membrane hyaline qui lui fait suite dans la conjonctive, aux endroits envahis par le ptérygion.

Au-dessous de la tête du ptérygion, le tissu cornéen n'est pas intact, il est infiltré par places par ce tissu altéré ; on rencontre des faisceaux de fibrilles pénétrant en stries assez profondément, c'est ce qui explique que parfois, quel que soit le traitement, il reste un trouble assez sérieux de la cornée.

Les lamelles cornéennes sont irrégulières et amincies, elles laissent entre elles des espaces plus grands et crevassés. Les cellules fixes semblent avoir proliféré.

Fuschs a vu le sommet du ptérygion s'invaginer quelquefois, entre les lamelles superficielles de la cornée, en les dissociant. Trapesontzian au contraire ne l'a jamais observé que pénétrant entre l'épithélium et la membrane de Bowman, plus ou moins coupée et sinueuse.

Quelques ptérygions à marche rapide et à symptômes graves, ont fait penser à une dégénérescence épithéliomateuse de la tumeur. L'examen histologique a donné, dans quelques cas assez rares, une confirmation à cette hypothèse.

Goldzieher (1), ayant examiné une femme morte de maladie de cœur, trouve l'épithélium de la tête

(1) Goldzieher : *Centralbl. f. prat., Augenh.*, 1878.

épaissi, la membrane de Bowman détachée, comme brisée ; plus profondément il existait une couche néoformée aux dépens du stroma cornéen dont elle se distinguait « par l'épaisseur de ses fibres, l'abondance des noyaux et sa coloration différente par le carmin ». Il signale de petites cavités tapissées d'épithélium en dégénérescence muqueuse, des verrucosités dues à des amas cellulaires rappelant les follicules du cancroïde.

Da Costa (1) a trouvé un ptérygion dont la tête dépassant le limbe, montrait un aspect particulier de rugosité acineuse et une saillie anormale de la surface kératique. Sur une coupe du néoplasme, il a trouvé une structure épithéliomateuse lobulaire, dans toute la masse de la tumeur ; à la périphérie, la néoformation avait détruit la membrane de Bowman. Cet auteur a observé de même une pinguecula qu'il croit épithéliomateuse.

D'autres cas ont été signalés par Steiner (2), Bistis (3), Snellen (4). Bistis a trouvé, en même temps, un ptérygion et un épithélioma à forme plate du limbe scléro-cornéen ; il semble faire ces deux productions indépendantes, car l'épithélium cornéen n'était pas endommagé ; de plus, la marche fut très lente.

(1) Da Costa, « Transform. épithél. du ptér. et de la pingue. » *Ann. d'ocul.*, 1898.

(2) Steiner, « Épithél. et ptérygion ». *Centr. für Augenh.*, 1896.

(3) Bistis, « Épith. du limbe scléro-cornéen. Ptérygion ». *Ann. d'ocul.*, 1897.

(4) Snellen, cité par Lagrange et Valude.

Steiner, au contraire, a vu un ptérygion épithéliomateux à forme rapide qui détruisit complètement la membrane de Bowman, ce qui occasionna une opacité cornéenne rebelle au traitement chirurgical.

## Pathogénie.

De nombreuses théories ont cherché à expliquer la production du ptérygion ; il semble que de nos jours les auteurs ne soient pas encore tous d'accord sur la pathogénie de cette affection ; nous tenant en dehors des luttes, nous bornerons notre rôle à exposer les différentes hypothèses.

*Le ptérygion résulte d'une inflammation de la conjonctive.* — Scarpa (1) est un des plus anciens représentants de la théorie de l'inflammation. Pour lui l'inflammation de la conjonctive passe par trois stades.

Le premier stade est formé par l'*ophtalmie chronique variqueuse* qui se caractérise par de la dilatation des veines conjonctivales.

Le deuxième stade, c'est le *nuage ;* les vaisseaux variqueux de la conjonctive s'étendent jusque sous la lame de l'épithélium de la cornée.

Le troisième stade, c'est le *ptérygion*, la conjonc-

(1) Scarpa : *Traité des maladies des yeux*, 1821.

tive non seulement est enflammée et vascularisée, mais elle s'est épaissie.

Les médecins arabes admettent même un état intermédiaire entre le nuage et le ptérygion, ils le nomme *sabel*. AVICENNE (1) en donne la définition : *Sabel est panniculus accidens in oculo ex inflatione venarum ejus apparentium in superficie conjunctivæ et cornæ.*

Les trois maladies, qui forment d'après SCARPA les stades du ptérygion, seraient aussi fréquentes les unes que les autres, si l'épithélium cornéen ne possédait pas des vaisseaux plus déliés arrêtant les progrès de l'affection. Ces vaisseaux ténus peuvent céder, dit-il, devenir variqueux et alors le ptérygion s'établit. Nous savons depuis, grâce à des coupes nombreuses de la cornée, qu'à l'état normal cette membrane ne possède point de vaisseaux.

SCARPA nous donne encore l'explication de la forme triangulaire : « Ce phénomène dépend très probablement des adhérences de la conjonctive qui deviennent plus intimes à mesure qu'on s'approche de la cornée. En effet, il doit résulter nécessairement de cette disposition, que les progrès du ptérygion iront toujours en diminuant du blanc de l'œil vers la pupille, et que cette maladie rencontrant d'autant plus de résistance qu'elle s'approche du centre de la cornée, prendra forcément la forme triangulaire. »

(1) AVICENNE, médecin arabe du xe siècle, a écrit le *Canon de la Médecine*, lib. III, f. 3, caput 23.

Middlemore (1) et Pétrequin (2) se rattachent comme Scarpa à l'inflammation chronique, mais pour eux ce n'est point la conjonctive qui s'enflamme mais l'épisclère ; aussi plus tard Alt (3), Goldzieher (4) et Manhardt (5), partisans de la même idée, lui donneront-ils le nom d'*episcléritis chronique*. Ce dernier auteur fait dériver le ptérygion de la pinguecula, mais celle-ci résulte elle-même de la vascularisation avec épaississement et plissement de la conjonctive ; la pinguecula formant saillie sur la cornée sert de réceptacles aux corps étrangers d'où, inflammations à répétition et production de l'onglet.

Tavignot (6) explique ainsi la disposition et la fréquence du ptérygion. « Il y a, dit-il, quatre artères ciliaires longues suivant les diamètres répondant aux muscles droits, les latérales plus grosses que les deux autres. La conjonctive est de plus en plus adhérente à mesure qu'elle s'approche de la cornée ; il y a des adhérences celluleuses et des anastomoses vasculaires nombreuses transversalement, c'est ce qui explique le siège dans les points les plus accessibles ; la forme triangulaire coïncide avec celle des vaisseaux de la conjonctive oculaire, qui convergent de la périphérie au centre comme les rayons d'une roue. Vers l'angle interne, les irritations sont plus fré-

(1) Middlemore. Déjà cité.

(2) Pétrequin. Déjà cité.

(3) Alt : *Compend. des norm. u. path. anat. des Auges*, 1880.

(4) Goldzieher : *Centrabl. f. pratisch. Augenh.*, 1878.

(5) Manhart : *Arch. für ophtalmologie*, vol. XIV, 1868, p. 26.

(6) Tavignot : *Revue thérapeutique médico-chirurgicale*, 1853.

quentes, les poussières y séjournent plus facilement; telle est la cause du siège habituel du ptérygion. »

Théobald, de Baltimore (1) attribue le ptérygion à une hyperhémie persistante de la conjonctive bulbaire, hyperhémie due elle-même à une amétropie fatiguant l'accomodation, congestionnant les muscles accomodateurs et la conjonctive sus-jacente.

Le tissu aréolaire sous-conjonctival des personnes âgées, prétend Bond (2), ayant perdu une partie de son élasticité, lorsque les paupières s'abaissent il se forme un pli horizontal de chaque côté de la cornée ; chez les sujets jeunes on y remarque une bande jaune et une légère hyperhémie. Les causes irritatives (poussières, mouches) occasionnant des clignements, amènent l'altération vasculaire à ce niveau, « les poussières irritent la conjonctive, les yeux clignent et la ligne médiane se congestionne. » Il fait remarquer que les animaux pourvus de membrane clignotante ne prennent pas de ptérygions et il conclut par une mesure prophylactique sur laquelle nous n'insisterons pas ; laisser l'œil ou complétement ouvert ou complétement fermé.

Roux (3), dans sa thèse de Lyon, admet que la vascularisation de la conjonctive est plus grande au niveau de la fente interpalpébrale ; cette vascularisation, due au battage continuel des paupières pour

(1) Théobald, de Baltimore : *The pathogénie of pterygiums. Journ. ophtal.*, Saint-Louis, 1887.

(2) Bond : « Origine du ptérygion et des ulcères cornéens ». *Rec. d'oph.*, 1845.

(3) Roux : *Du ptérygion*, thèse de Lyon, 1893.

chasser les poussières et les débris vers le sac lacrymal, occasionnerait le ptérygion.

*Le ptérygion résulte d'un ulcère.*— C'est à ARLT (1) qu'est due cette théorie pathogénique; pour cet auteur la conjonctive serait peu à peu attirée sur la cornée après des abcès superficiels du bord de cette membrane. Il y aurait en vue de la cicatrisation une irritation continue et peu vive et par là « imbibition de la conjonctive par une exsudation, transformation de son tissu et resserrement final de la partie attaquée d'abord », pour que ce phénomène se produise il faut, remarquons-le bien, que l'inflammation soit nulle ou très peu vive.

PONCET de Cluny (2) admet l'existence de l'ulcère et son importance, mais nous verrons plus loin qu'il y fait rentrer un autre facteur.

Da WECKER (3) se range à l'opinion de Arlt; pour lui la perte de substance produite par l'ulcère tendant à se combler, attire la conjonctive plus molle, qui cède en convergeant vers le tissu cornéen; nous comprenons dès lors que ce tissu de cicatrice prenne la forme triangulaire comme une étoffe prise en un point et attirée vers soi. On n'a pas manqué de faire remarquer que les ulcères de la cornée sont très fréquents chez les enfants, et que le ptérygion, au contraire, est très rare; de WECKER explique qu'à cet âge,

(1) ARLT : *Zur nosographie et nosogenie der Pfugelfelles*, 1845.

(2) PONCET. Déjà cité.

(3) DE WECKER : *Traité des maladies des yeux*, 1867.

la conjonctive est suffisamment extensible pour s'aplatir et ne pas former de tissu cicatriciel. Si la conjonctivite pustuleuse des enfants ne donne pas de ptérygion, STELLWAG (1) fait remarquer que celle des adultes en produit souvent.

Devons-nous rappeler en faveur de cette théorie que le ptérygion inversé, dont parle GUIMARAES (2), et qui avait mis 15 ans à évoluer, avait débuté par de petites ulcérations cornéennes, étendues le long du limbe, indolores et distinctes les unes des autres.

SCHŒLER (3) regarde le ptérygion comme un voile protecteur pour l'ulcération sous-jacente.

HOMER (4) et SŒMISCH (5) en font un dérivé d'un ulcère cornéen marginal, par hyperplasie de l'épithélium, et destruction de la membrane de BOWMAN.

Cette théorie, si attrayante soit-elle, a été fort combattue et mérite de l'être, car comme le prétend DESMARRES (6) elle est contredite par l'expérience ; on rencontre beaucoup de gens porteurs de ptérygions qui n'ont jamais eu d'abcès ou d'ulcère de la cornée ; chez eux, la maladie est venue insidieusement, et bien souvent ils ne se sont aperçus de cette affection que lorsque cette néo-membrane a été pour eux une cause de gêne ou une difformité. D'ailleurs, la trame

(1) STELLWAG. « Zur lehre von den Thrœnenableitungsorganen » *Wiener Zeitsch*, 1861.

(2) GUIMARÆS. Déjà cité.

(3) SCHŒLER : *Ann. d'oculistique*. 1878.

(4) HORNER : *Corresp. bl. schweitzer Aerzte*. 1874.

(5) SŒMISCH. Déjà cité.

(6) DESMARRES : *Traité des mal. des yeux*, 1885.

du ptérygion n'a pas l'aspect du tissu inodulaire, sauf dans le cas où l'affection a récidivé après opération.

Lopez, de la Havane(1) est, lui aussi, un adversaire de Arlt : « Dans les ptérygions dérivant d'ulcères, dit-il, on a une lésion qui n'a pas les caractères exacts du vrai ptérygion : celui-ci est toujours identiqne à lui-même, tandis que celui qui succède à l'ulcère offre de grandes variétés, c'est un faux ptérygion ».

Carrassan(2) cite une observation prise dans le service de Galezowski, qui montre que le ptérygion ne dérive pas de l'ulcère. « Interrogé sur l'époque probable de l'apparition de cette membrane nouvelle, le malade répond qu'il n'a jamais eu l'œil enflammé et qu'il ne s'était jamais aperçu qu'il eût sur son œil quelque chose d'anormal. Ainsi donc aucune réaction inflammatoire n'avait accompagné, du moins d'une manière nette, la formation de l'exulcération cornéenne. »

*Le ptérygion a une origine microbienne.* — C'est Poncet(3), le premier, qui admit une telle origine. En étudiant soigneusement des coupes, il aurait trouvé des vibrions et des sporules occupant la place de la membrane de Bowman, rongée, pense-t-il, par l'ulcère préexistant. Il admet volontiers l'origine ulcéreuse ou pingueculaire, « mais il faut y ajouter, dit-il, l'inclusion de vibrions parasitaires à la surface de ce

(1) Lopez. Déjà cité.

(2) Carrasson : *Du ptérygion*, thèse Paris, 1880.

(3) Poncet : *Arch. d'opht.* 1881.

cul-de-sac ulcéré, et sous le pli conjonctival cicatriciel ».

La forme triangulaire proviendrait de la disposition des lymphatiques suivis par les vibrions. Les récidives seraient fréquentes car il est difficile de détruire ces microbes enfouis et enkystés dans les replis et dans l'intérieur même de la conjonctive.

Il conclut ainsi : « L'ulcération ne suffit pas seule à expliquer la progression du ptérygion, il n'existe pas en permanence d'ulcère à l'union de la cornée et de la conjonctive, mais là on trouve, sous le repli ou la saillie formée par le sommet du ptérygion, un amas de vibrions qui font un véritable travail souterrain en avant et qui, suivant le réseau lymphatique, donnent au ptérygion sa forme triangulaire; il en résulte, dit-il, des adhérences entre la cornée et la muqueuse, mais adhérences formées par du tissu conjonctif et élastique et non pas dur, fibreux, c'est-à-dire, cornéen. »

Lopez (1), nous l'avons vu plus haut, combat la théorie ulcéreuse de Arlt et il expose son opinion où il fait entrer des causes complexes, en particulier les microbes. Nous allons résumer sa théorie :

1° Il y a tout d'abord une action répétée sur le globe de l'œil des agents extérieurs, ce sont des poussières, de la fumée ; la chaleur aurait même une grande importance. Cette irritation porte sur le diamètre transverse de l'œil au niveau de la ligne où s'appliquent les paupières au moment de l'occlusion ;

(1) Lopez, de la Havane. Déjà cité.

2° Il se forme à ce niveau une pinguecula qui serait donc le premier stade du ptérygion ;

3° Par suite de la continuité de l'irritation, cette petite tumeur nouvellement formée perd son épithélium ; la cornée voisine fait de même ;

4° A ce moment apparaissent les microorganismes qui s'implantent sur la perte de substance, et la pinguecula, en s'étirant légèrement, vient adhérer à la cornée ;

5° Les microbes se propageant par voisinage, le ptérygion avance progressivement sur le tissu cornéen ;

6° Enfin l'onglet s'arrête au centre de la cornée ; pourquoi ? Lopez lui-même l'ignore ;

7° Le ptérygion a une forme triangulaire par suite de la disposition des vaisseaux sanguins en rayons de roue.

Lopez conclut ainsi : « Hypertrophie partielle de la conjonctive bulbaire qui, sous l'action de certains germes, s'implante et progresse sur la cornée, sans altération de son tissu sous-jacent. »

Irritation, pinguecula, ulcères, microbes, Lopez réunit tout pour établir sa théorie.

Nous devons ajouter que d'autres auteurs, qui ont fait des coupes nombreuses de ptérygions, et qui ont même tenté des cultures, n'ont trouvé aucuns microbes ; il en a même été ainsi pour des pseudo-ptérygions dérivant de blessures ou d'ulcères ; là, cependant, il semble bien que le tissu conjonctival et cornéen privé d'épithélium ait pu s'infecter facilement. Mlle Trapesontzian (1), dans son cas de ptérygion grave et récidivant, n'a pas trouvé de vibrions, ni de sporules

*Le ptérygion est dû à des troubles trophiques et à la pinguecula.* — Après soixante-quinze examens de ptérygions sur des individus vivants et après de nombreuses autopsies, Fuchs (2) établit une théorie nouvelle ; il attribue le ptérygion à la pinguecula.

Il a décrit ce qu'il a vu d'une façon tellement magistrale que nous aurions tort de la résumer ou d'y toucher ; laissons-lui la parole :

« Le ptérygion dérive de la pinguecula ; un examen à la loupe est nécessaire pour le voir. La pinguecula qui laisse ordinairement libre la cornée finit quelquefois par y pénétrer. On trouve une de ces petites tâches jaunes qui forment la pinguecula dans le limbe même, qui, à cet endroit, est un peu plus épaissi et jaunâtre. Bientôt son bord parait surélevé vers la cornée transparente et augmente peu à peu. Il prend une coloration gris-perle insensiblement et un aspect gélatineux, translucide, taillé à pic vers la cornée. Les vaisseaux du réticulum paraissent à cet endroit ne pas aller jusqu'au bord du limbe, de sorte que cet endroit est un peu plus pâle que le limbe environnant. Il se peut que les vaisseaux soient recouverts par la couche épaissie du tissu qui les contient ; cepen-

(1) Mlle Trapesontzian. Déjà citée.

(2) Fuchs : *Albrecht von Grafes*, 1892.

dant, il se peut aussi qu'il y ait eu une oblitération partielle des petits vaisseaux, ce que nous concluons d'après les examens anatomiques de la pinguecula. A ce moment, la partie grise et tuméfiée du limbe avance peu à peu dans la cornée transparente. On voit une ou deux saillies arrondies qui s'avancent vers la cornée et qui sont séparées par un sillon peu profond. On remarque déjà les débuts d'un pli fin qui, partant de l'extrémité supérieure et inférieure de la saillie, se porte en arrière de la conjontive. Dans d'autres cas, la pointe de la pinguecula pénètre sous forme d'un petit triangle gris dans la cornée transparente ».

Le relâchement des couches superficielles de la cornée ne suffit pas pour expliquer la progression du ptérygion, mais nous avons observé dans les points malades un certain changement, qui est la néoformation du tissu conjonctif situé directement sur la membrane de Bowman. On peut donc admettre qu'aussi au bord de la cornée, le tissu conjonctif voisin du limbe est amené à pénétrer dans les couches de la cornée ramollie par les changements histologiques survenus dans sa structure.

Prenons un ptérygion en voie d'accroissement, et étudions le processus : « Le suc nutritif part du réticulum marginal vers le centre de la cornée ; nous comprenons donc que cette affection de la cornée produite par la composition changée de ce suc, prenne la même direction. L'influence nuisible de ce suc nutritif changé doit diminuer d'autant plus qu'on s'éloigne du bord de la cornée, car, 1° la quantité de liquide diminue ; 2° ce liquide se mélange davantage avec le suc nutritif normal, qui, des autres parties du limbe, se dirige également vers le centre de la cornée. Il est donc compréhensible qu'au bord antérieur des grands ptérygions, les transformations de la couche superficielle de la cornée soient beaucoup moins prononcées et disparaissent finalement, de sorte qu'à la fin, la pointe du ptérygion se trouve directement placée sur la membrane de Bowmann intacte. La cause de l'augmentation s'arrête ; l'arrêt se fait spontanément, de sorte qu'on observe des ptérygions à toutes les étapes de leur processus ».

Fuchs ne nie pas l'influence des agents extérieurs (poussières, vent, fumée, chaleur), mais la cause principale de l'apparition du ptérygion, ce sont les troubles trophiques de la conjonctive et de la cornée, à une époque de la vie où apparaissent d'autres troubles, tels que l'arc sénile, à partir de quarante ou cinquante ans.

Panas (1), en citant une préparation originale, se range de l'avis de Fuchs ; il place le ptérygion dans la catégorie des troubles involutifs et trophiques. « La dystrophie, dit-il, débute par le limbe cornéen et rappelle les altérations verruqueuses des membranes vitreuses. » Plus loin, il fait remarquer la parenté du ptérygion et du gérontoxon qui est, comme lui, une dégénérescence hyaline en forme d'amas des couches superficielles.

(1) Panas : *Traité des maladies des yeux*, t. II, p. 261.

*Théories pathogéniques diverses.* — Avant de clore ce chapitre, nous devons exposer quelques autres théories plus ou moins combattues, mais intéressantes dans leur conception.

Rognetta (1) attribue le ptérygion à l'hypertrophie des fibres musculaires et aponévrotiques des muscles droits. Le droit interne, continuellement en action pour entrer en convergence, est le plus puissant et le plus vasculaire, il est juste qu'il soit le plus atteint.

Carrassan (2), dont nous avons rapporté une observation prise chez Galezowski, a eu affaire à un malade atteint de paralysie de ses muscles droits ; après avoir combattu la théorie de Arlt, il fait remarquer que l'hypothèse de l'hypertrophie musculaire n'est pas plus plausible.

Devons-nous rappeler le cas de Guimaraès (3), de ptérygion inversé à base cornéenne ; une origine musculaire paraît peu vraisemblable ici.

Panas (4), après avoir sectionné le droit interne d'un malade, voit, quelque temps plus tard, apparaître un ptérygion.

Voilà tout autant d'exemples détruisant la théorie de Rognetta.

Une autre théorie a été émise par Winther (5). Cet auteur attribue le ptérygion à la trombose des

(1) Rognetta : *Cours d'ophtalm.* Paris, 1877.

(2) Carrassan. Déjà cité, thèse 1880.

(3) Guimaraès. Déjà cité,

(4) Panas, cité par Roudouly ; thèse 1877.

(5) Winther, cité par Courtey.

veines ciliaires antérieures ; expérimentalement, il aurait obtenu des ptérygions chez des animaux en liant les veines ciliaires au niveau de l'insertion des muscles droits. Différents auteurs ont repris ces expériences, presque toutes ont été négatives. Hippel et Strorogeff (1), en particulier, n'ont obtenu aucun résultat.

Schulek (2) incrimine les rayons ultra-violets de Widmark, c'est l'effet chimique de la lumière qui est en cause ; les rayons lumineux se concentrent autour du corps étranger du bord de la cornée et, plus tard, autour du ptérygion qui se forme et progresse grâce à cette action. C'est à l'effet photochimique que Schulek attribue, dès le commencement, l'hypertrophie des fibres élastiques, l'irritation catarrhale de la conjonctive et une telle augmentation du tissu malade que la nutrition devient insuffisante.

Mackensie (3) attribue le ptérygion à la membrane semi-lunaire : « Le grand nombre de ptérygions, dit-il, qui ont leur base tournée vers l'angle nasal de l'œil, comparé au petit nombre de ceux qui se développent sur un point quelconque de sa circonférence nous amène tout naturellement à penser que cette affection consiste dans une élongation du repli semi-lunaire de la conjonctive et qu'elle tire son origine de la caroncule lacrymale ; de plus, quand on exa-

(1) Hippel et Stogoreff, cités par Abadie. *Traité des maladies des yeux*, 1876.

(2) Schulek. « De l'étiologie du ptérygion ». *Ann. d'ocul.*, 1897.

(3) Mackensie, traduit par Warlomont et Testelin, 1858.

mine avec attention un ptérygion développé, du côté nasal de l'œil, on reconnaît que la membrane semi-lunaire est évidemmeut comprise dans la maladie ».

Nous ferons remarquer qu'un assez grand nombre de ptérygions naissent ailleurs que du côté de l'angle interne ; d'autre part, cette membrane semi-lunaire hypertrophiée, donnerait-elle une affection triangulaire comme le ptérygion ? Nous devons ajouter que dans les petits ptérygions, le bord de la cornée est seul touché, la membrane semi-lunaire est complétement intacte.

Gallenga (2), voit l'origine du ptérygion dans une cavité qu'il a découverte dans la pinguecula. Le ptérygion se développerait, d'après cet auteur, autour de cette cavité. Initule de dire que de nombreux examents ont décelé l'existence de cette cavité d'une façon très inconstante.

(1) Gallenga : *Ann. di Ottal.*, Pavia, 1887.

## Diagnostic

Après l'étude des symptômes et des variétés du ptérygion il semble assez facile de reconnaitre cette affection. Sans vouloir trop insister sur le diagnostic différentiel nous voulons néanmoins parler brièvement des autres productions pouvant simuler, jusqu'à un certain point, le ptérygion.

*Pseudo-ptérygion.* — Lorsqu'un malade vous arrivera porteur d'une petite membrane triangulaire localisée dans l'angle interne de l'œil, une des choses les plus importantes sera de l'interroger sur les débuts de l'affection. Nous savons que le ptérygion vrai s'établit sans grand tapage ; les causes de sa présence sont ignorées du porteur et il arrive fréquemment, que le sujet ne s'en aperçoit que par hasard ou par suite de la diminution de son acuité visuelle ; dans ce cas évidemment, si les caractères du néoplasme se rapprochent de ceux du ptérygion, nous n'aurons pas à hésiter ; mais si, au contraire, la production a succédé à un traumatisme, à une plaie, à une brûlure, à une kératite, à un ulcère de la cornée, à une conjonctivite catarrhale ou phlycténulaire ou à toute autre affection ayant entraîné un désordre assez considérable de l'œil pour prévenir le sujet, évidemment nous aurons beaucoup de chance d'avoir affaire à un faux ptérygion, à un ptérygoïde ; généralement ce ptérygoïde ne se trouvera pas au point d'élection, il naîtra là où s'est localisée la plaie primitive.

Quelquefois, mais rarement cependant, notre ptérygoïde pourra succéder à un ulcère léger, qui aura d'autant moins effrayé le malade que cette membrane nouvelle aura pu suivre la première maladie à de longs mois, ou à quelques années d'intervalle.

*Symblépharon.* — Souvent aussi, les désordres consécutifs à un traumatisme ou à une plaie, sont plus caractéristiques et donnent lieu au symblépharon. Dans ce cas, nous avons affaire à un tissu cicatriciel extrêmement résistant et très tendu, tissu qui réunit la paupière au bulbe de l'œil ; la cornée, quelquefois, donne naissance à ces brides, mais assez rarement. Ce tissu est moins extensible que celui du ptérygion, la couleur blanchâtre, nacrée même, l'absence de vaisseaux, donnent l'impression du tissu inodulaire.

Le stylet, qui va buter au fond des nids de pigeon du ptérygion, passe souvent sous les brides cicatricielles du symblépharon ; or, nous avons vu que toujours les deux épithéliums venaient s'accoler l'un à l'autre dans les culs-de-sac du ptérygion et former une membrane qui s'opposait à la pénétration du stylet.

*Pannus.* — Nous savons que SCARPA (1) faisait précéder le ptérygion par l'ophtalmie chronique variqueuse et par le nuage qui nous semble être le pannus ; en effet, le nuage est formé lorsque « les vaisseaux variqueux s'étendent jusque sous la lame de la conjonctive qui tapisse la cornée ».

Le pannus n'est pas autre chose que cette hyperhémie conjonctivale, envoyant une néoformation vasculaire dans le tissu cornéen. Il est assez difficile de confondre cette affection avec le ptérygion ; en effet la limite du pannus est généralement moins nette que celle du ptérygion ; si sa pointe est parfois blanchâtre, par absence de vaisseaux, le reste de la production semble bien faire partie du tissu cornéen et non surajouté, comme le tissu du ptérygion, qui ressemble à un voile qu'on aurait attiré et tendu audevant de la cornée. Outre que sa localisation est presque toujours à la partie supérieure de la cornée, les bords de la production ne laissent point introduire le stylet, car dans les pannus fortement hyperhémiés et boursouflés, l'épithélium conjonctival est soulevé en masse, sans laisser de culs-de-sac.

L'origine de ces deux affections n'est pas la même, généralement le pannus complique l'ophtalmie granuleuse ou trachome, ou succède à une kératite ayant nécessité pour la défense de l'organe cette riche néoproduction de vaisseaux.

(1) SCARPA : *Traité des maladies des yeux*, t. I, page 261. 1802.

*Pinguecula.* — La pinguecula, qui signifie petit corps gras, est ainsi appelée parce que son aspect jaunâtre et sa consistance l'avaient fait prendre pour une petite tumeur graisseuse; nous savons maintenant qu'elle n'est formée que d'épithélium et de cellules hyalines dégénérées et que quelques auteurs ont fait de cette production le point de départ du ptérygion, théorie qui semble la plus plausible. Il est donc inutile, comme les anciens, de les différencier l'un de l'autre, puisqu'il n'y a entre les deux qu'une différence de volume, un degré d'évolution; la pinguecula ne pourra prendre le nom de ptérygion que lorsque sa marche évidente vers la cornée, sa forme triangulaire, ses culs-de-sac commençants indiqueront la transformation et le progrès de la tumeur.

*Ulcères, phlyctènes, bulles pemphygoïdes.* — Les ulcères qui tardent à se cicatriser et qui par leur marche torpide n'éveillent pas énormément l'attention, les phlyctènes longues à se résorber sont autant de lésions qui parfois peuvent en imposer pour un phtérygion. Leur début, leur marche, leur aspect variable, leur localisation suffisent le plus souvent à les différencier.

Il n'en est pas toujours de même du pemphygus; dans cette affection la conjonctive est atrophiée, elle est généralement moins vascularisée aux points atteints; on trouve par places des bulles qu'on découvre sur d'autres parties du corps, et si la conjonctive est attirée jusqu'au niveau du limbe, par un travail de rétraction cicatricielle, c'est en un point quelconque après une évolution caractéristique.

*Brûlures.* — Je crois qu'il faut faire une classe à part pour les brûlures. Nous avons vu dans le service du Professeur ROLLET, à Lyon, un malade présentant une traînée blanchâtre, triangulaire à sommet coréen, à la partie inférieure et interne du limbe de l'œil droit ; cette lésion résultait d'une brûlure par une goutte jaillie pendant la préparation d'un mélange de chaux, d'alun et de blanc inaltérable.

Un médecin non prévenu par les commémoratifs, aurait pu croire à un ptérygion ancien, coexistant avec une conjonctivite récente; ce triangle blanchâtre, tendant à empiéter sur la cornée, donnait l'aspect grossier d'un ptérygion membraneux peu vascularisé. Inutile de dire que les bords ne pouvaient laisser introduire de stylet.

*Kystes dermoïdes.* — PICQUE (1), qui a étudié si consciencieusement les affections congénitales de l'œil, parle des kystes dermoïdes de la conjonctive, qui peuvent, jusqu'à un certain point, affecter la forme d'un ptérygion ; l'aplatissement de ces tumeurs par le va et vient continuel des paupières suffit à expliquer la ressemblance de ces deux affections.

GALEZOWSKI (2) s'explique ainsi : « Les kystes transparents, situés sur le bord de la cornée provoquent, eux aussi, un développement des vaisseaux qui par-

(1) PICQUE. Déjà cité.

(2) GALEZOWSKI : *Traité des mal. des yeux*, 1872.

tent de la caroncule; mais il n'y a pas là, comme dans le ptérygion, de pli conjonctival, ni de rebords saillants.

*Epithélioma.* — Nous savons qu'au niveau du limbe scléro-cornéen prennent naissance deux sortes d'épithélioma : l'épithélioma exubérant, bourgeonnant, forme infiltrante (1) pouvant devenir grave pour le globe de l'œil (cas de Steiner) ; l'épithélioma à forme plate, s'étendant sur la conjonctive et sur la cornée (cas de Bistis). (2) Cette seconde variété est plus bénigne que la première, sa marche est plus torpide, les accidents moins graves ; ce sont des épithéliomas de cette catégorie qu'on pourrait à la rigueur confondre avec des ptérygions volumineux, très vasculaires.

Browner (3) cite un cas de tumeur cancéreuse ressemblant à un ptérygion. Cette production était très douloureuse, le moindre contact produisant des exacerbations de sensation particulière ; la trame, très vasculaire, saignait facilement et il était impossible de mobiliser la tumeur, qui semblait adhérer aux parties profondes. De plus, la forme n'était pas franchement triangulaire et la marche très rapide.

(1) Steiner Déjà cité.
(2) Bristis. Déjà cité.
(3) Browner : *Dublin Quaterly Journal of medical science*, 1851.

## Complications.

---

*Astigmatisme.* — Chez les malades atteints de ptérygion, l'astigmatisme est plus fréquent qu'on ne le croit; le fait qu'il passe inaperçu, c'est que généralement on a comme sujets des gens qui n'ont pas besoin d'une vision parfaite, maçons, cultivateurs bateliers. Si quelques auteurs ont remarqué les troubles asthénopiques dus à l'astigmatisme, ils en ont imputé plutôt les douleurs d'irritation conjonctivale. MARLOW (1), en parle une fois ; FUCHS (2) signale l'astigmatisme irrégulier.

Pendant le développement du ptérygion, le premier effet de celui-ci est de tirer sur la caroncule lacrymale et sur le repli semi-lunaire ; ceux-ci se déplissent, mais bientôt arrivés à leur limite d'extensibilité, la traction se produit à l'autre extrémité de la tumeur ; la tête agit alors sur la cornée en la plis-

(1) MARLOW : *De l'utilité d'opérer de bonne heure le ptérygion avec diminution de l'acuité visuelle.*

(2) FUCHS : Déjà cité.

sant et en la déformant plus ou moins, selon le degré de l'affection. Dès que le ptérygion a pénétré sur la cornée, la déformation est déjà évidente au disque de Placido et à l'appareil de Javal.

Citons les conclusions de Blanchard (1) dans sa thèse sur la question :

« 1° Le ptérygion agissant par sa rétraction, non-seulement déplisse la conjonctive en refoulant en avant la caroncule et le lac lacrymal, mais encore détermine un changement de courbure de la cornée ;

2° L'astigmatisme qui en résulte est de deux sortes :

*a*) Un astigmatisme irrégulier, en secteur, limité à la partie interne de la cornée ;

*b*) Un stigmatisme que l'on peut considérer en pratique comme régulier et suivant la règle qui se manifeste par un affaissement du méridien horizontal ;

3° Cet astigmatisme s'accompagne toujours d'une diminution de l'acuité visuelle ;

4° Il détermine souvent des crises de douleurs asthénopiques qui s'ajoutent aux douleurs d'irritation conjonctivale, dues au ptérygion lui-même ;

5° Quand il est régulier, il peut être corrigé avec des verres cylindriques appropriés ;

6° Mais le meilleur moyen et qui s'applique aussi aux cas où l'astigmatisme est irrégulier, c'est l'intervention chirurgicale. En supprimant le ptérygion, on fait disparaître la plus grande partie de l'astigmatisme ».

(1) Blanchard : *Astigmatisme déterminé par le ptérygion*. Thèse de Paris, 1904.

*Diminution de l'acuité visuelle.* — Nous venons de voir avec Blanchard qu'à l'astigmatisme s'ajoute toujours une diminution plus ou moins sérieuse de l'acuité visuelle. Marlow (1) fait de cette diminution une indication opératoire. Généralement, il faut que le ptérygion soit assez volumineux pour que cette dimition soit sensible ; elle s'explique, soit par le fait de l'astigmatisme, soit par le fait de la fatigue, due à la douleur, soit encore parce que les rayons lumineux qui traversent le ptérygion sont déviés dans des sens différents et vont former sur la rétine des cercles de diffusion ; dans ce cas, le trou sténopéique améliore cet état.

*Diplopie.* — La diplopie est une complication assez sérieuse des ptérygions volumineux ; le tissu tendu de cette membrane ne permet que des mouvements de latéralité externe limités et, dès que le malade veut regarder du côté opposé à son affection, son œil atteint ne suit plus la course de son œil sain et les images apparaissent doubles.

*Transformation en tumeur maligne.* — A plusieurs reprises nous avons déjà parlé des épithéliomas du limbe scléro-cornéen ou de la région pinguéculaire ; il se pourrait, d'après quelques auteurs, que la transformation cancéreuse puisse avoir lieu. Lawrence (2) prétend que cette transformation peut se produire à

(1) Marlow. Déjà cité.

(2) Lawrence. Déjà cité.

la suite de contacts irritants et de traitements mal compris; SCARPA (1) avant lui avait remarqué que les ptérygions qui saignaient facilement, qui adhéraient à la cornée et qui envoyaient des irradiations douloureuses à la tempe, étaient une menace constante pour la transformation cancéreuse; plus près de nous GASTON (2) cite quelques cas de transformations évidentes.

En tous cas ces ptérygions envahissants, ces ptérygions à marche rapide, s'ils ne sont pas histologiquement des épithéliomas, n'en sont pas moins des cas malins et de véritables complications de cette maladie.

(1) SCARPA. Déjà cité

(2) GASTON : *Ann. de la soc. de méd. de Montpellier.*

## Pronostic.

---

D'une façon générale le pronostic du ptérygion est bénin ; sa marche lente, son volume réduit, ses troubles ordinairement peu marqués sont de bon augure. Hâtons-nous de dire cependant, que, pour cette affection comme pour beaucoup d'autres, il faut être parfois très réservé ; nous avons vu les complications qui peuvent survenir ; nous savons que souvent un ptérygion à évolution torpide peut tout d'un coup s'aggraver ; si, au début de cette transformation, nous trouvons fréquemment une irritation quelconque, il arrive aussi que la cause passe inaperçue et il y a une apparence de spontanéité évolutive de la part de l'onglet.

Une autre raison qui nous fera réserver notre pronostic, c'est la facilité avec laquelle le ptérygion récidive après l'opération ; nous verrons tout à l'heure la quantité de traitements qui ont été imaginés pour traiter une lésion aussi minime ; cette multiplicité s'explique par le fait qu'avec la plupart de ces traitements pour ne pas dire avec tous, il y a des cas de récidives.

Nous voyons donc, qu'avant d'opérer un ptérygion, nous ne pouvons jamais assurer de le guérir radicalement sans le voir reparaître ; d'autre part, la tête de la membrane envoie parfois des prolongements si profonds dans le tissu propre de la cornée, qu'il est bien difficile de rendre sa transparence parfaite à ce dernier organe ; souvent, il reste, au lieu et place du ptérygion, un trouble léger qu'un raclage profond est seul capable de faire disparaître, sinon en totalité du moins en grande partie.

---

## Traitement.

### Traitement médical.

Le ptérygion, devons-nous dire tout d'abord, n'est justiciable que d'un traitement, c'est du traitement chirurgical. Cependant, tant d'auteurs ont décrit des procédés médicaux que, nouveau venu, nous ne voudrions pas d'un trait supprimer toute cette thérapeutique et nous croyons de notre devoir d'indiquer les procédés anciens et nouveaux qui ont précédé nos moyens chirurgicaux ou qui semblent leur venir en aide.

Nous savons que, dans la vieille Égypte, d'après ce qui nous reste du Papyrus d'Ebers, poudres et collyres étaient en usage pour les affections oculaires et en particulier pour le ptérygion. Les prêtres étaient chargés du rôle médical.

A en croire Aétius d'Amida, un orfèvre avait fait don au temple d'Ephèse de la recette d'un collyre guérissant toutes les maladies des yeux; il est vraiment dommage qu'un tel médicament soit perdu, il serait si agréable de faire de la thérapeutique dans de pareilles conditions.

A Rome, le paterfamilias est chargé du traitement de toute sa famille ; le ptérygion comme toutes les maladies des yeux est amélioré, dit CATON, dans le *De re rustica*, par le chou et le grenadier.

Plus tard, la *Collectio hippocratica* nous indique des collyres astringents qui réussissent quelquefois au début de l'affection. Ces collyres sont composés avec des sels de plomb, de zinc, de cuivre et de fer et, comme excipient, on se sert généralement de bile, d'urine ou de lait de femme. Hâtons-nous de dire que, dès cette époque, on commence à reconnaître l'utilité du traitement chirurgical : le fer est nécessaire, sinon en collyre, du moins sous forme de scalpel.

CELSE (1) est le premier auteur qui nous indique une série de mélanges « résolvant facilement le ptérygion. » C'est du vin blanc et du vinaigre blanc mêlés ensemble, c'est de l'eau d'euphrasie avec du sucre, ou encore de l'eau de fenouil avec du nitre ou du sel fondu.

SAINT-YVES (2), chirurgien oculiste à Saint-Côme, le traite par la pierre divine dissoute dans l'eau s'il y a inflammation, mais dès que celle-ci a cessé, il passe au traitement chirurgical.

MAÎTRE-JEAN (3), chirurgien du Roy à Méry-sur-Seine, traite le ptérygion commençant par un

(1) CELSE : déjà cité.

(2) SAINT-YVES : *nouveau traité des mal. des yeux*, 1722, p. 153.

(3) MAÎTRE-JEAN. *Mal. des yeux et remèdes pour leur guérison*, 1740.

collyre avec « un scrupule d'os de sèche, un demi-scrupule de cristal fin, quinze grains de vitriol blanc, une demi-dragme d'iris de Florence et une dragme de sucre candi. » Trois ou quatre fois par jour il met sur le ptérygion quelques grains de ce mélange. « Le cristal qui entre dans ce remède, a-t-il soin d'ajouter, ne sert que pour excorier en quelque sorte la superficie de l'ongle pour donner occasion aux humidités qui l'abreuvent de s'écouler, pour exciter en même temps une légère suppuration, aussi bien que pour favoriser la pénétration et l'action des autres remèdes. » Les scarifications qu'emploient quelques oculistes ne rappellent-elles pas l'action de ce cristal.

Maître-Jean emploie encore un collyre sec avec « une demi-dragme d'os de sèche, un scrupule de vitriol blanc, douze grains de sel de saturne et une dragme de sucre candi réduit en poudre subtile. » C'est une légère modification du collyre précédent.

Si l'effet de ces remèdes est nul « on doit au plus tôt l'emporter par l'opération. »

Quand il y a de l'inflammation, des croûtes, des ulcères, de la congestion du ptérygion ou de la conjonctive avoisinante il faut recourir à l'usage des collyres rafraichissants et généraux pour « corriger l'intempérie du sang. »

Ware (1) traite le ptérygium tenue par un mélange de poudre d'alun et de sucre candi ; il favorise la guérison en scarifiant la surface de la membrane.

(1) Ware : *Remarks on the ophtalmology*. London, 1780.

Un malade ayant refusé l'opération, PELLIER DU QUENGSY (1) traita médicalement celui-ci; ce malade avait une ophtalmie double compliquée de deux « phtérygions », il employa un opiat ophtalmique auquel il ajouta « quelques remèdes internes tels que l'eau de veau, les lavements rafraîchissants et le pédiluve, avec quelques purgatifs et un bon régime de vie, son ophtalmie se trouva dissipée et les phtérigyons en parties rongés ; enfin il put jouir des avantages de la vue. »

MIDDLEMORE (2) emploie les collyres astringents et stimulants pour les ptérygions petits qui progressent. Il en compose au sulfate de zinc, au sulfate de cuivre et au nitrate d'argent. Si, sous cette médication le ptérygion s'arrête, il faut la cesser mais la reprendre dès que l'affection semble recommencer, et cela surtout quand on fait usage du nitrate d'argent.

MACKENSIE (3) emploi aussi le nitrate « j'ai trouvé, dit-il, la solution de nitrate d'argent utile dans le ptérygion, lors même que la maladie approchait de la condition que l'on désigne par le mot crassum, et surtout lorsqu'elle était accompagnée d'une conc-jonctivite catarrhale. Dans plusieurs cas, j'ai vu ce moyen effectuer la guérison. Il en est de même du vin d'opium. »

Nous trouvons dans le traité de MACKENSIE, le traitement à l'acétate de plomb qu'employa DECONDÉ.

(1) PELLIER DU QUENGSY : *Mémoires et obs. sur les mal. des yeux*. Montpellier, 1783, p. 383.

(2) MIDDLEMORE. Déjà cité.

(3) MACKENSIE, traduit par WARLOMONT et TESTELIN. Déjà cité.

Citons l'observation : « Le 17 février 1832, le nommé Dupriez, soldat au 6e de ligne, est en traitement à l'hôpital de Mons pour diverses lésions de l'œil qui ont amené la cécité. Le malade est en même temps porteur d'un ptérygion membraneux et vasculaire à l'angle interne de l'œil gauche ; l'extrémité de l'onglet s'étend sur la cornée, à une ligne de la conférence. M. Decondé applique sur toute l'étendue du ptérygion une couche d'acide plombique, l'y laisse pendant quelques secondes, puis enlève le sel au moyen d'un pinceau imbibé d'eau. Même opération le 18, 19, 23 et 27 février. Le 1er mars le retrait du ptérygion est tellement considérable qu'il n'en reste plus qu'une sorte de papule séparée d'une ligue de la cornée ; la base du ptérygion est complètement effacée, de même que son onglet ou pointe cornéale. Nouvelle application. Le 6, le ptérygion a complètement disparu, et la vue s'est en même temps remarquablement améliorée. »

Foucher (1) qui essaya ce procédé, à vu augmenter le ptérygion qui s'enflamma et se recouvra d'incrustation blanchâtre. D'autres auteurs n'ont pas obtenu de meilleurs résultats.

Beker le premier, puis Mannhardt (2), adoptant la théorie de l'ulcère, conseillent l'atropine qui aurait pour but de cicatriser l'ulcère et d'arrêter le développement du ptérygion.

(1) Foucher : *Moniteur des sciences médicales*, 1860.

(2) Mannhardt. Déjà cité.

De LAMOTTE, de Haïti, rapporte à DARRIGADE (1) que les indigènes affectés d'onglet se traitent au collyre au sulfate de zinc et à l'acétate de plomb, auxquels ils ajoutent du sel marin. Les résultats seraient bons.

RUELLE (2) rapporte le cas d'un malade atteint de ptérygion depuis 1875; en 1880, il séjourna quinze jours dans un moulin de tan où l'atmosphère était surchargée de poussière de tan. Après ce séjour il y a légère amélioration, le ptérygion reste stationnaire Quelque temps après, le malade revint vingt jours au moulin, il en sortit guéri et il n'y a pas eu de récidive. Nous savons qu'en général la poussière aggrave le mal.

DARIER (3) fait à la société française d'ophtalmologie une publication intéressante où il indiqua le le traitement du ptérygion à la lanoline hydragyrique. Voici.

Il s'agit d'une malade ayant depuis vingt ans une série de ptérygions ayant envahi à tel point la cornée que la lecture devenait de plus en plus difficile et que la vue elle-même paraissait fort compromise. Une série d'opérations avaient enrayé pour un temps la marche de ces membranes. En dehors et en dedans de la cornée se voyaient des masses rougeâtres, charnues, très fortement vascularisées, dont la pointe angulaire s'avançait jusque sur la pupille; il était impossible de soulever avec un stylet cette masse

(1) DARRIGADE : *Du ptérygion et de son traitement par la méthode dite d'enroulement*. Paris, 1885.

(2) RUELLE : *Soc. des sciences médicales de Gannat*, 1889.

(3) DARIER. 7 octobre, 1890.

pathologique qui ne présentait point l'aspect membraneux du ptérygion ordinaire.

Quelques publications nous ont fait connaître la marche particulière de certains ptérygions, nous ne sommes pas éloignés de croire que Darier avait affaire à un ptérygion envahissant. La vascularisation de ce ptérygion s'avançait jusqu'au bord pupillaire, là, les vaisseaux semblaient s'arrêter et il apparaissait un semis de petites élevures transparentes, s'avançant jusqu'au centre de la cornée. Sur la sclérotique elle-même et sur le pourtour de cornée, apparaissaient aussi quelques-unes de ces élevures. Cela ressemblait un peu au catarrhe printanier qu'on guérit par les frictions mercurielles ; à cause de cette ressemblance du ptérygion avec le catarrhe printannier, Darier essaya le massage cornéen à la lanoline hydrargyrique ; l'année précédente du reste, il avait obtenu un succès par ce moyen sur un ptérygion très volumineux. Dans le cas actuel, l'amélioration fut sensible, mais on dut néanmoins avoir recours au galvano-cautère pour quelques débris blanchâtres faisant saillie sur la cornée. Cette communication à la Société fut suivie d'une courte discussion, mais Darier soutint qu'il avait bien eu affaire à un ptérygion et non à un catarrhe printanier.

Rappelons que Desmarres (1) cite l'emploi des pommades au précipité rouge et jaune, mais il a soin d'ajouter que l'effet qu'on en retire est à peu près nul. C'est l'avis de la majorité des auteurs.

(1) Desmarres. Déjà cité.

**Traitement chirurgical.**

Nous venons de voir le peu d'importance et de résultats du traitement médical, nous allons maintenant exposer les divers traitements chirurgicaux, en commençant par discuter les indications de ce traitement, et en faisant ensuite une division aussi claire que possible des procédés employés ; il nous sera parfois difficile de bien différencier et de séparer deux procédés voisins ; notre division ne se justifiera que par le but que nous avons eu de mettre le plus d'ordre possible dans notre travail et de faciliter les recherches. Nous finirons par le procédé qui nous semble, le plus rationnel, le plus conforme à la marche et à la nature du ptérygion et le plus apte à causer le minimum de dégât au niveau d'un organe si sensible que la cornée.

Cette multiplicité de traitement s'explique par les récidives fréquentes du ptérygion, et par ce fait, que dans certains cas, il est très difficile d'avoir un bon résultat par suite de l'étendue de la membrane, soit en largeur soit en profondeur. PLENK (1) disait déjà : *Pterigia quæ filamentis solumnodo adhærent, facile abscinduntur ; difficilime, quæ ubique accreta sunt corneæ, ac in plicam elevari non possunt.* SCARPA (2) trouve le traitement facile sauf pour « détruire radicalement les excroissances de la cornée ». Malgré les

(1) PLENK : *De morbis oculorium*, p. 97.

(2) SCARPA. Déjà cité, p. 261.

progrès de la chirurgie nous devons avouer que lorsque le ptérygion s'incruste profondément dans le tissu cornéen, le râclage le plus énergique est quelquefois incapable de lui rendre une transparence parfaite.

Indications opératoires. — Les petits ptérygions qui n'arrivent qu'au niveau du limbe et qui n'ont pas empiété sur la cornée ne nécessitent pas d'opération ; en premier lieu, ils ne gènent point et ensuite s'ils progressent on sera toujours à temps d'intervenir ; on a vu de ces petits ptérygions rester stationnaires et ne gêner nullement les fonctions de l'œil.

Furnari (1) a dit qu'il fallait opérer les ptérygions produisant de la gêne et de la douleur ; cela est vrai, car ils sont une cause d'irritation pour l'œil et, dans ce cas, le mal ne peut que progresser assez rapidement ; l'opération aura donc pour but de débarasser l'œil d'un produit pathologique et ensuite de prévenir les complications.

Dès que le ptérygion arrive sur la cornée, il est urgent d'opérer, bien qu'il n'y ait, ni gêne, ni douleur, car c'est à ce moment que les troubles de l'astigmatisme commencent à se produire, entraînant bientôt une diminution notable de l'acuité visuelle. De plus, la membrane peut pousser des prolongements plus ou moins profonds dans le tissu cornéen et laisser des traces difficiles à faire disparaître.

Les troubles plus prononcés, tels qu'astigmatisme irrégulier, diminution notable de l'acuité visuelle,

(1) Furnari : *Traité des maladies des yeux*, 1841.

diplopie sont une indication encore plus formelle.

On a prétendu pendant assez longtemps, que les ptérygions sarcomateux à marche rapide et envahissante, à phénomènes inflammatoires intenses devaient être abandonnés car on semblait craindre la transformation cancéreuse. Maître-Jean (1) disait : « L'ongle adipeux n'est point sujet à devenir malin, l'ongle membraneux et variqueux au contraire deviennent quelquefois si malins qu'ils ne sont traitables ni par les remèdes ni par l'opération. Lorsque la membranule n'occupe encore que le blanc de l'œil et est séparée du bord de la cornée de quelques millimètres, à ceux-là il ne leur faut aucun remède ». Il semble qu'avec nos méthodes opératoires actuelles et notre soin de l'antiseptie, il ne faille plus craindre de telles complications, bien que quelques observations nous montrent combien ces ptérygions récidivent rapidement et gravement.

Lorsqu'il y a une autre affection intercurrente nécessitant une opération, faut-il auparavant opérer le ptérygion ? Cette question a été fort discutée. Würdermann (2) est d'avis que chaque fois que l'on fend la cornée, on doit enlever le ou les ptérygions. Il rapporte un cas où l'iridectomie faite sur un œil atteint d'un large ptérygion, avait été suivie d'un gonflement purulent, d'iritis grave, d'ulcère et d'opacité de la cornée.

(1) Maitre-Jean : *Traité des maladies de l'œil*, 1740.

(1) Würdermann : « Avant d'opérer, enlever les ptér. » *Ann. d'ocul.* 1892.

Trousseau (1) a très sérieusement étudié la question et la trouve très importante ; les malades en général, ne veulent pas subir deux opérations dont ils ne comprennent pas l'importance ; de plus, les deux opérations, s'il s'agit de cataracte par exemple, sont nécessairement éloignées l'une de l'autre. D'autre part, si le ptérygion, d'après les examens de Poncet, est véritablement un « nid à microbes », ceux-ci vont pénétrer dans les milieux de l'œil à la faveur de l'ouverture cornéenne. Si au contraire l'on commence par l'opération du ptérygion non seulement la plaie opératoire peut être longue à se cicatriser, mais il peut y avoir récidives, du reste « il est plus satisfaisant d'admettre, dit Trousseau, que les dangers d'infection sont moins considérables alors que le « nid à microbes » est entouré de toutes parts par la conjonctive hypertrophiée et protectrice, quelles que soient de part et d'autre les précautions antiseptiques. » D'ailleurs les culs-de-sac conjonctivaux ne sont jamais indemnes de micro-organismes et l'on ne peut pas prétendre avant une opération sur la cornée d'une antiseptie parfaite de la conjonctive. En résumé, Trousseau conseille d'opérer sans enlever le ptérygion, mais aussi sans le sectionner de façon à ne pas mettre en liberté les micro-organismes ; pour cela il fait son incision de la cornée en biais. Valude (2) suit ce procédé.

(1) Trousseau : « Le ptérygion et l'opération de la cataracte. » *Ann. d'ocul.*, 1893.

(2) Valude. Déjà cité.

Soins préléminaires. — Comme pour toute opération un peu sérieuse sur l'œil il faut avoir soin avant d'opérer le ptérygion d'observer certaines règles assez importantes. Il faut, avant de porter le fer à travers les tissus et créer ainsi une porte d'entrée aux différents germes, s'assurer que ceux-ci sont en très petit nombre dans les environs et l'idéal du bon chirurgien serait de les détruire complétement.

Pour ce faire, une des meilleurs conditions est de s'assurer de l'état des voies lacrymales ; un sac malade, qui à la pression laisse sourdre du pus ou seulement un liquide louche est une contre-indication opératoire à peu près absolue, tant que son état ne sera pas amélioré. La première des choses à faire sera donc de traiter ces voies lacrymales soit par l'incision de Stilling, soit par le lavage, soit par le sondage, soit par l'excision suivant l'état de ces conduits.

L'inflammation de l'œil, quelle qu'elle soit, sera calmée avant d'opérer ; la conjonctive sera refroidie, si nous pouvons ainsi parler.

Les granulations seront grattées ou traitées par des caustiques selon les cas ; enfin l'on mettra en œuvre tous les moyens propres à supprimer l'infection consécutive à une opération.

---

## Procédés opératoires.

---

**Excision simple.** — L'excision est le procédé opératoire le plus anciennement connu ; si simple que ce procédé paraisse, il n'en a pas moins donné lieu à de nombreuses descriptions. Voici la méthode de Celse : « Le médecin, les paupières étant écartées par un aide, passe un crochet sous le sommet de l'unguis, le soulève et glisse dessous une aiguille enfilée ; saisissant les deux extrémités du fil, il soulève l'unguis et détache avec le manche du scalpel les adhérences qu'il pourrait avoir avec le globe. Il lâche et tend tour à tour le fil pour bien découvrir le point où l'unguis commence et celui où il finit. Il tire alors sur l'unguis avec modération et l'excise au scalpel de manière à ne pas léser l'angle. On met ensuite de la charpie enduite de miel, écartant tous les jours les paupières pour les empêcher d'adhérer à la cicatrice. »

Aétius, pour détacher les adhérences du ptérygion avec le globe, passe en même temps que le fil un crin de cheval qu'il fait glisser de l'une à l'autre extrémité ; les adhérences détruites, il coupe le ptérygion avec un couteau spécial. PAUL D'EGINE (1) fait de même.

GUY DE CHAULIAC (2) traduit CELSE et reproduit les théories des médecins arabes ; il conseille les médicaments au début, mais dès que *crassitudo accessit excidi debet.* Il soulève le ptérygion avec un fil pour l'exciser plus facilement.

SAINT-YVES (3), après avoir fait usage de la pierre divine, agit ainsi : « Il fait asseoir le malade à terre sur un oreiller, tient sa tête entre ses jambes en la renversant sur sa cuisse gauche, s'il opère sur l'œil droit. » Il passe un fil au niveau du col, fait un double nœud, sectionne la base et ses vaisseaux, puis relève et détache la cornée. Il panse à l'eau-de-vie aqueuse ; « si l'onglet occupe le tour de l'œil, on le partage en quatre » et l'on opère chaque quart comme s'il s'agissait d'un seul ptérygion. Pour opérer l'œil gauche, il fait asseoir le malade sur une chaise.

MAITRE-JEAN (4) commence par traiter l'inflammation, puis, à l'exemple d'Aetius, il passe au-dessous un fil de soie fin ou un crin de cheval ; il le fait aller en sciant vers la base et vers la tête et décolle ainsi le ptérygion de la conjonctive ; s'il a peur qu'il ne se déchire, il soulève et le sépare avec la pointe d'une lancette ou « d'une plume d'oye taillée en une dent ».

(1) CELSE, AETIUS, PAUL D'EGINE. Déjà cités.

(2) GUY DE CHAULIAC : *Collectorium partis chirurgicalis et medicinæ.* 1343.

(3) SAINT-YVES. Déjà cité. 1722

(4) MAITRE-JEAN. Déjà cité.

Une fois séparé, il le lie et le coupe, le plus près possible de la cornée et vers sa racine « prenant garde de couper cette petite avance de chair glanduleuse située au grand angle, de peur qu'étant coupée il en arrive un larmoyement involontaire ». Il panse au moyen du sucre candi et d'un collyre rafraîchissant.

ACREL (1) est le premier à circonscrire la tête du ptérygion avec le bistouri et à l'extirper en entier. RICHTER (2) se contente d'en n'enlever que l'extrémité seule.

PELLIER DE QUENGSY (3) fait aussi l'excision ; voici le premier cas qu'il opéra : il dissèque le ptérygion après l'avoir saisi avec une pince ; il a une forte hémorragie qu'il calme avec l'eau froide ; le lendemain il vit quelque chose qui repullulait « j'en saupoudrais l'endroit légèrement avec de l'iris de Florence et un peu d'alun calciné réduits en poudre impalpable et par ce moyen je parvins à sa parfaite consommation. » Il continua par quelques instillations d'eau céleste composée de pierre de chaux vive et de sel ammoniac pulvérisé, « la cornée transparente reprit sa diaphanéité naturelle ».

SCARPA (4) n'enlève qu'une partie du ptérygion : « Le malade étant assis, un aide placé derrière lui, élève avec le doigt indicateur et le doigt du milieu d'une main, la paupière supérieure, tandis qu'avec

(1) ACREL : *Clin. Richter Gott.* 1771, p. 92.

(2) RICHTER : *idem*, p. 147.

(3) PELLIER DU QUENGSY. Déjà cité, p. 1783.

(4) SCARPA *Traité des maladies des yeux*, t. I, p. 275. Paris 1821.

les doigts de l'autre main il abaisse la paupière inférieure. L'opérateur (je suppose qu'il opère sur l'œil droit) se place devant le malade, assis ou debout, comme il lui convient ; il ordonne au malade de tourner un peu le globe de l'œil du côté qui correspond à la base de ptérygion, saisit ce dernier à une ligne environ de son sommet, avec des pinces qu'il tient

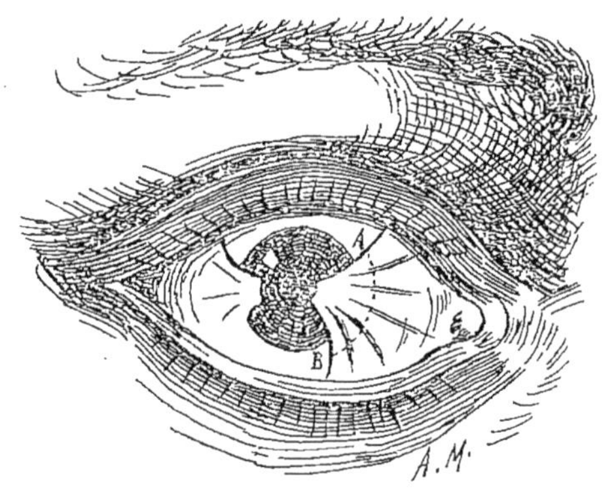


Fig. 3. — Ptérygion double. Opération de Scarpa.
La ligne pointillée A B représente la limite de l'excision.

de la main gauche, le soulève en tirant doucement à lui et en haut, jusqu'à ce qu'il sente un petit craquement qui indique la séparation du ptérygion de la lame celluleuse et mince qui l'unissait à la cornée ; enfin, avec la main droite armée d'une paire de ciseaux, il emporte la partie malade le plus près possible de la cornée, et dans la direction du sommet à la base. Parvenu au point où la cornée se réunit avec la sclérotique, l'opérateur soulève de nouveau le pli fait à la conjonctive, et d'un second coup de ciseaux porté très près du limbe de la cornée, il enlève à la fois le ptérygion et la portion de la conjonctive qui lui sert de base. Cette seconde section devra figurer un croissant (voir *fig. 3*) dont les deux extrémités s'étendront quelques lignes au-delà du relâchement de la conjonctive, en suivant la courbe du globe de l'œil. »

Scarpa cite quelques observations où il a obtenu un bon résultat.

Boyet fait comme Scarpa, il opère même les ptérygions à marche rapide, « il saisit avec des pinces le ptérygion à une ligne de son sommet et le soulève doucement, jusqu'à ce qu'il sente un léger craquement qui accompagne et indique la séparation de la membrane d'avec la cornée ; il enlève d'un coup de ciseaux la partie du ptérygion qui recouvre cette membrane et achève l'opération en excisant suivant une ligne concentrique à la circonférence de la cornée une portion de la conjonctive. » Il n'insiste pas au niveau de la tête quand celle-ci empiète sur la cornée, car il craint une tâche indélébile. Nous verrons plus loin que c'est pour remédier à cette tâche que différents auteurs ont modifié ce traitement.

Denonvilliers-Gosselin (2) prétend que l'arrachement du sommet, comme le pratiquent Scarpa et Boyet, est dangereux et du reste peu employé.

(1) Boyet : *Maladies chirurgicales*, t. V, p. 388, 1818.

(2) Denonvilliers Gosselin : *Maladies des yeux*, t. V. p. 310.

Jourdan (1) emploie le procédé du fil ou de la pince et l'excision. Souvent il a pour résultat une leucome.

Les auteurs du *Compendium de Chirurgie* se servent de la pince à griffe et des ciseaux courbes ; s'il y reste des débris, ils les enlèvent ou non ; s'il y en a beaucoup, on y revient plus tard. Si la base est trop large, ils n'en résèquent qu'une partie, à cause de la cicatrice qui peut attirer l'œil en dedans.

Laissons la parole à Cunier (2) : « Ruysch, Brisseau et Dionis conseillent de passer une aiguille courbe, mousse et enfilée d'un fil, par dessous le ptérygion, et, avec les deux bouts du fil l'élever et le tirer à soi, pour le séparer de ses adhérences avec un petit bistouri, prenant garde de blesser la cornée, et laissant plutôt une petite partie du ptérygion à la conjonctive de laquelle on travaillera ensuite.

« D'après Delaroche et Petit-Radel il n'y a jamais eu qu'une manière d'extirper l'onglet, le pannus, et ce réseau de vaisseanx variqueux qui couvrent quelquefois les yeux, elle consiste à passer par-dessous un fil ou un crin, ou à les accrocher avec une érigne pour les soulever et à les détacher ensuite en les coupant avec des ciseaux fins et pointus, le plus près possible de leur origine.

« Stæber saisit avec des pinces la partie du ptérygion qui recouvre la sclérotique, et qui est plus

(1) Jourdan dans le *dictionnaire des sciences médicales*, en soixante vol. 1820.

(2) Cunier : *Bulletin médical belge*, t. I, p. 296.

lâchement attaché au globe de l'œil que la partie qui se trouve sur la cornée; puis il incise avec le couteau à cataracte la base de la tumeur et détache ensuite celle-ci à l'aide de ciseaux courbes sur leur plat; de cette manière l'opération est plus facile et moins dangereuse que lorsqu'on la commence par le sommet de la tumeur. »

Voici le procédé employé par CUNIER, il le décrit dans une observation :

Le malade étant couché sur une table, un aide écartant autant que possible les paupières l'une de l'autre, et fixant, en même temps le globe de l'œil par une pression exercée de chaque côté, je saisis avec une pince à disséquer le prolongement du ptérygion interne à la partie moyenne de sa réunion avec celui du ptérygion inférieur, et l'incisai alors jusqu'à la base de cette dernière tumeur à l'aide des ciseaux de Percy. Je saisis alors cette base avec les pinces, et la détachai avec les ciseaux. Il en fut de même de l'arc formé par la réunion de son prolongement externe avec celui du ptérygion externe, dont la base fut détachée à son tour. Dès lors je relevai le lambeau pour m'assurer que les tumeurs ou leurs prolongements n'adhéraient en aucun point à la cornée, et que leur base seule était fixée dans la conjonctive de la sclérotique. Ce qui restait de la circonférence fut excisé de la même manière.

Afin de prévenir l'inflammation qui aurait pu se développer à la suite de cette opération, je respectai l'hémorragie, tout abondante qu'elle était, j'employai ensuite des lotions d'eau de mauves froide, souvent répétées ; je mis en usage les moyens indiqués pour empêcher les adhérences du globe de l'œil avec la paupière. Les deux yeux furent abrités avec une compresse, suivant le conseil d'Aérin, la cornée de l'œil gauche ayant conservé une certaine translucidité, ainsi qu'il a été dit plus haut, le malade fut retenu dans une obscurité modérée.

La plaie qui résultait de l'excision suppura légèrement, puis se cautérisa. Aucune partie n'avait échappé à l'instrument.

La cornée avait conservé toute sa transparence ; les vaisseaux qui, avant l'opération, rampaient à la surface de la conjonctive scléroticale non recouverte par les tumeurs, disparurent, et trente-cinq jours après l'opération, Evrard put supporter l'action de la lumière, à l'usage complet de laquelle il avait été rendu graduellement.

Caron du Villard (1) blâme les répugnances de Scarpa pour le procédé du fil de soie. Il emploie lui-même le procédé de Petit-Radel mais en le modifiant ; il étrangle le col par un nœud, tire fortement sur le fil pour éloigner le ptérygion de la sclérotique et l'excise ainsi de tous les points de contact avec le bistouri mousse et flexible de Libert.

Desmarres (2) divise en deux les procédés d'extirpation, les procédés qui commencent par le sommet (Scarpa, Bell, Chélius, Samuel Cooper, Jœger) d'autres où l'on va de la base au sommet (Beer, Flarer, Riberi, Rosas, Stœber, Caron du Villard). Il emploie le premier procédé, tire sur le ptérygion jusqu'à production du craquement, dissèque au couteau convexe, jusqu'à la base qu'il sectionne avec des ciseaux ordinaires ; il ne craint point les cicatrices. Il préfère cependant la deuxième manière, c'est son procédé de choix ; son procédé personnel sera décrit

(1) Caron du Villard : *Maladies des yeux*, Paris, 1847.

(2) Desmarres : *Traité des maladies des yeux*, Paris, 1855.

plus loin. Il prend la base avec une pince et la dissèque le plus loin possible, ce qui est surtout applicable aux ptérygions à base étroite. La portion prise par les mors de la pince est divisée d'un coup de ciseaux portant jusque sur la sclérotique, puis il détache les côtés du triangle jusque sur la limite du ptérygion sur la cornée.

La portion kératique est disséquée avec soin au moyen du couteau à cataracte; si quelques débris restent, les saisir et les couper « au besoin les enlever en les râclant avec un couteau lancéolaire, comme on le fait pour les taches d'encre sur le papier, et de manière à laisser la cornée parfaitement transparente ».

Observation de Desmarres (résumée), p. 174, t. II.

*Ptérygion rebelle récidivé. Ectropion. Larmoiement. Entraînement du globe en dedans par la cicatrice. Diplopie. Dissection de la cicatrice et des digitations du muscle droit interne. Guérison.*

M. Jamet, atteint de ptérygion double membraneux, se présente en mai 1848. Diplopie; base très large s'étendant dans la région des angles et s'élevant à 1 centimètre au-dessus et à 1 centimètre au-dessous de la caroncule lacrymale. Pronostic mauvais pour l'opération.

Celle-ci fut pratiquée à la manière ordinaire en procédant de la base au sommet, en ayant soin de laisser la muqueuse intacte à 5 lignes environ de la cornée, de sorte que les ailes qui constituaient les deux côtés de la base du triangle furent respectées pour prévenir l'ectropion partiel et interne des deux paupières. Il y eut récidive surtout à droite, la moitié de la cornée étant de nouveau envahie. La vue toutefois fut améliorée en particulier à gauche malgré une récidive rapide. De nombreuses scarifications pour interrompre la vascularisation ne donnèrent aucun résultat.

D'autre part, malgré le soin opératoire, il y a un ectropion assez prononcé surtout à droite et en dedans; l'éloignement des points lacrymaux produit de l'épiphora; la cicatrice formée donne de la diplopie.

Pour remédier :

1° A l'impossibilité où se trouve le globe de l'œil de se diriger complètement en dehors.

2° A l'ectropion partiel interne et au larmoiement.

3° Au défaut de transparence de la cornée et au nouvel envahissement de cette membrane par le ptérygion, je pratique les opérations suivantes :

Le 24 juillet 1849, le malade étant couché sur le dos, les paupières écartées par les élévateurs, le ptérygion est saisi près de la circonférence de la cornée et disséqué avec le couteau à cataracte sur toute l'étendue de cette membrane; les deux côtés adhérant à la sclérotique sont détachés avec beaucoup de peine au moyen de ciseaux, jusqu'à ce que le triangle formé par la muqueuse malade puisse se renverser facilement sur le grand angle. La cornée, sur laquelle il y avait des débris de ptérygion, est ruginée avec le couteau à cataracte et reprend aussitôt une transparence convenable.

Les mouvements toutefois sont encore limités en dehors; ce qu'il faut attribuer à un raccourcissement considérable du fascia placé en dehors du ptérygion. Il est aussitôt ouvert depuis la circonférence de la cornée jusque dans l'angle interne, et en grande partie désséqué en même temps que beaucoup de petites brides de tissu inodulaire.

Les mouvements en dehors sont maintenant libres; mais comme les parties divisées, et spécialement la bride muqueuse ne manqueraient pas de se rattacher encore vers la partie antérieure du globe et d'entraîner cet organe en dedans, le tendon du muscle droit interne est disséqué sur la sclérotique et le muscle refoulé en arrière avec toute la muqueuse. Essayés une troisième fois, les mouvements ne s'éxécutent plus en dedans, mais se font parfaitement en dehors. Nous remarquons que, pendant les contractions du muscle droit interne, la sclérotique se découvre dans une grande étendue en dedans, que l'extrémité antérieure du muscle et que le paquet muqueux désséqué se refoulent en arrière dans l'orbite; ce qui est le but de l'opération, but entièrement contraire à celui qu'atteint M. J. Guérin, dans l'éxécution d'un procédé analoque qu'il a imagené pour remédier à l'exophtalmie consécutive à l'opération du strabisme.

Désirant que la muqueuse s'attache fort loin de la cornée, espérant que le tissu de cicatrice deviendra d'une grande densité à l'endroit qu'occupait la tête du muscle, et que le ptérygion ne pourra plus ainsi arriver jusqu'à la cornée; fondé à croire que les culs-de-sac supérieur et inférieur de la de la conjonctive deviendront plus profonds par le fait de la division du fascia et des attaches nouvelles qu'il doit prendre sur la sclérotique, sur un point éloigné du diamètre transversal; je passe un fil à travers la sclérotique près du bord externe de la cornée, et par ce moyen, j'entraîne le globe et le fixe solidement dans l'angle externe.

Le 25 juillet, quelques douleurs se produisent, elles sont calmées par quelques compresses d'eau froide sur le front; dans la soirée dix gouttes de landanum de Sydenham; dans la nuit, sensation de corps étranger roulant sous les paupières ; le matin plus de douleurs dans l'œil, paupières légérement œdémateuses, la supérieure un peu ecchymosée, l'œil est complètement entraîné au dehors par le fil que j'enlève d'un coup de ciseaux. La cornée est en bon état, la sclérotique se recouvre d'une bonne cicatrice; en dedans au niveau de la caroncule, elle est encore libre, le paquet muqueux est refoulé dans le grand angle et paraît vouloir prendre là des adhérences nouvelles. L'œil droit diverge; il y a diplopie, mais par une cause inverse de celle qui existait ; l'ectropion inférieur n'est pas plus marqué qu'avant l'opération.

Suivent des prescriptions sur le port de lunettes, sur le lavage de l'œil.

Le 30, la diplopie existe toujours.

Le 2 août, la diplopie s'améliore, quelques granulations au niveau de l'ancien ptérygion sont touchées au nitrate d'argent.

Le 4 août, nouvelle cautérisation.

Le 9 octobre, les mouvements sont parfaits; l'ectropion est léger, mais il semble qu'une récidive se produise.

Le 28 novembre, cette nouvelle tête semble rétrocéder, on y fait quelques scarifications.

Avril 1850. La guérison s'est soutenue, la vue est parfaite, plus de diplopie; la cornée droite présente une tâche semblable à une récidive, mais en trois mois, elle a plutôt diminué qu'augmenté, c'est plutôt une bride cicatricielle.

En février 1854, le mal n'a pas reparu.

Comme légères modifications aux différents procédés déjà énumérés, nous avons Mackensie (1) qui après avoir saisi le ptérygion avec une pince, le tend, l'écarte de la sclérotique et enlève avec des ciseaux courbes le pli formé par cette traction ; il régularise ensuite ce qui a échappé.

Plus près de nous Wright (2) nous indique un procédé qui n'est pas, je crois, à imiter. Ayant à enlever un ptérygion chez un alcoolique, celui-ci bougea, et la pince arracha la tête de la membrane ; « aux points où le néoplasme adhérait à la cornée, celle-ci était un peu opaque et présentait de petites dépressions du volume d'une tête d'épingle. » Il a essayé

(1) Mackensie. Déjà cité.

(2) Wright : Procédé par arrachement. » *Bull. médical*, 1888.

depuis ce nouveau procédé et il prétend avoir eu des succès.

De tous ces procédés si nombreux qui tous, malgré leur apparente complication, ne se bornent qu'en une simple excision, nous ne devons retenir qu'une chose c'est qu'ils ne sont pas meilleurs les uns que les autres ; tous exposent aux récidives, aucun ne cherche à détruire sérieusement la tache cornéenne, la cicatrice de chacun expose à une rétraction aboutissant à la diplopie ; ceux qui n'enlèvent que la tête méritent les premiers reproches, ceux qui détruisent radicalement tout le ptérygion peuvent produire en plus de l'épiphora et de l'ectropion.

Scarifications. — Les scarifications sont peu employées, car en général, au lieu d'arrêter la marche des ptérygions en obturant les vaisseaux, elles semblent donner un coup de fouet à l'affection, quand elles ne sont pas la cause de cicatrices rétractiles. Dans plusieurs cas, à la suite de ce traitement, Wardrop (1) vit les ptérygions s'accroître.

Nous avons déjà vu dans le paragraphe précédent, que quelques auteurs les avaient employées. Actuellement on a soin de cocaïniser la conjonctive pour une opération aussi douloureuse et, au moyen d'un bistouri, l'on couvre de petites stries en quadrillé la petite membrane qui constitue l'onglet ; l'hémorragie en général est assez abondante, surtout pour les ptérygions vasculaires et charnus. Lopez (2) préconise les scarifications pour les petits ptérygions.

(1) Wardrop : *On the morbid anatomy of the eye*, 1808.
(2) Lopez : « *Pterygium and its treatment.* » 1898.

Décollement. — Nous parlerons brièvement du procédé assez simple de Lawrence (1), qui consiste à passer un couteau à cataracte à travers le ptérygion et à décoller la tête du tissu cornéen, cela fait, il laisse l'onglet en place ; celui-ci ne tarde pas à s'atrophier et la guérison a lieu en douze ou quinze jours. Billard d'Angers (2) prétend que ce procédé est dangereux, il cite deux récidives ; il croit obtenir de meilleurs résultats en touchant la tête au nitrate d'argent ; Furnari (3) fait cette cautérisation le lendemain.

Ligature simple. — Le procédé de la ligature simple sans excision a été créé par Szokalski (4). Cet auteur passe une aiguille enfilée d'un long fil de soie, d'abord au niveau de la tête, de bas en haut, puis il revient passer au niveau du col, en laissant une anse supérieure, enfin il repasse une troisième fois au niveau du corps, en laissant une deuxième anse inférieure. Il donne un coup de ciseaux à chaque anse et il a ainsi trois fils traversant le ptérygion de haut en bas ; il n'a plus qu'à serrer fortement ces trois fils et, au bout de quelques jours, l'onglet s'atrophie.

Ce procédé assez simple ne produirait pas de récidives, mais il y a fréquemment des cicatrices puissantes pouvant produire de la diplopie et même du strabisme dans la vision droite. Un autre inconvé-

(1) Lawrence. Déjà cité.

(2) Billard d'Angers, traduction du Lawrence.

(3) Furnari. Déjà cité.

(4) Szokalski. Cité par Courtey.

nient c'est que la partie cornéenne est intacte et le leucome subsiste toujours.

HARLAN (1) cependant, prétend que la ligature de SZOKALSKI est un procédé trop négligé. Il y trouve de meilleurs résultats qu'avec l'excision et la transplantation. Il a abandonné la ligature à la suite d'une ténonite grave, mais il y est revenu depuis la méthode antiseptique et l'usage de la glace. La réaction serait très peu prononcée et les cicatrices meilleures qu'avec l'excision ou la transplantation. La partie ligaturée s'élimine en quatre ou cinq jours.

DEVIATION. — Ce procédé ingénieux appartient à DESMARRES (2), Il fut conduit à l'imaginer par suite d'insuccès nombreux à la suite d'opération de ptérygions volumineux et à large base. Laissons lui la parole :

« Premier temps. — Les paupières sont écartées avec des élévateurs pleins. Le ptérygion, saisi à quelques millimètres de la cornée, est un peu soulevé au moyen d'une pince à agrafe.

Le chirurgien, armé d'un bistouri fin ou d'un couteau à cataracte, incise la muqueuse en haut et en bas sur les côtés du mal, depuis la cornée jusque dans l'angle interne. Il dissèque ensuite le sommet sur la cornée en recommandant à un aide de lancer de l'eau, avec la seringue d'ANEL, sur la plaie pour entraîner le sang.

Le ptérygion est détaché ainsi partout, sauf dans

(1) HARLAN : *Société méd. de Philadelphie*, *1901*.

(2) DESMARRES : *Traité des mal. des yeux*, *p.* 168, t. II, 1855.

le grand angle et renversé sur sa base, du côté du nez.

« Deuxième temps. — La dissection du ptérygion étant achevée, on pratique, sur le bord inférieur de la plaie faite à la conjonctive, une incision suivant une direction parallèle à la circonférence de la cornée, dans l'étendue de 6 à 8 millimètres. Cette incision

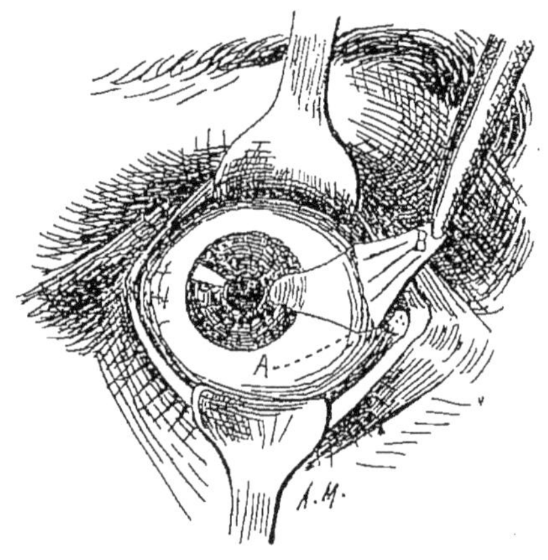


Fig. 4. — Procédé de Desmarres. Déviation
La ligne pointillée représente l'incision conjonctivale, la tête du ptérygion B va venir se transplanter en A.

longe la cornée en bas de 4 millimètres environ et doit être assez large pour que l'extrémité du ptérygion devenue libre par la dissection, puisse y être introduite (voir *fig. 4*).

« Troisième temps. — Les choses ainsi disposées, le lambeau formé par le ptérygion est fixé dans l'incision de la conjonctive par quelques points de suture. Le principal point réunit le sommet du lambeau, celui qui arrivait sur la cornée, à la partie la plus angulaire de l'incision. »

DESMARRES naturellement se loue de son procédé, il prétend avoir eu de bons résultats, une fois seulement une bride cicatricielle importante et peu de récidives sérieuses. En somme il réserve son procédé aux larges ptérygions qu'il est dangereux d'opérer autrement, ainsi que nous l'avons vu dans l'observation de cet auteur, observation rapportée plus haut à propos du procédé de l'excision.

KNAPP, de Heidelberg (1), modifie le procédé pour les ptérygions à base excessivement large. Il divise le ptérygion en deux, de la tête à la base, et il dévie chaque portion, l'une en haut et l'autre en bas. DESMARRES fils fait de même.

WEYMANN (2) fait la transplantation quand le ptérygion est trop large pour être excisé.

HAMMAN (3) parle du traitement du ptérygion par le procédé de MAC REYNOLDS qui est une modification de l'opération de DESMARRES. On sépare le ptérygion de la cornée et on libère seulement le bord inférieur de la conjonctive. La tête du ptérygion est passée alors dans une cavité sous conjonctivale et maintenue en place par un seul point de suture.

Ce procédé semble avoir du bon pour les larges

(1) KNAPP, de Heidelberg : *Arch. für ophatl.*, t. XIV, p. 267, 1868.

(2) WEYMANN : « Pterygium, pathology and treatment ». *Ann. of opht.*. 1900.

(3) HAMMAN : « Mac Reynold's operation for pterigium ». *Journ. of the Kansas, med. soc.*, 1904.

ptégyrions, PANAS (1) le reconnaît, mais il ne semble pas arrêter à coup sûr les récidives, et il ne détruit pas l'emplacement de la tête, chose importante au point de vue de l'acuité visuelle, de l'esthétique et des récidives.

ABAISSEMENT. — MAUREL (2) a imaginé un procédé qu'il appelle procédé par abaissement. Nous nous faisons un devoir de le citer complètement :

« 1° Le malade est placé dans le décubitus dorsal. Les paupières sont écartées avec le releveur et l'abaisseur de DESMARRES. Le globe de l'œil, d'abord porté par le malade en sens inverse du point où on opère, est maintenu dans cette situation à l'aide d'un fixateur confié à un aide ;

« 2° Le ptérygion saisi au niveau de la cornée par une pince à fixer est détaché de cette membrane à l'aide d'un couteau coudé. Cette partie étant séparée, une branche de ciseaux est glissée sous le ptérygion, successivement le long de ses bords inférieur et supérieur, qui sont ainsi incisés d'une manière très nette et sans tiraillement. Puis ces adhérences sclé-roticales sont détruites jusqu'à sa base. Si celle-ci est très large, il ne faut pas craindre de restreindre la ligne d'implantation, en donnant aux deux incisions supérieure et inférieure une direction courbe, au lieu de les faire droites. La diminution de la longueur de la ligne d'implantation donne une grande facilité pour la mobilisation ;

(1) PANAS : *Arch. d'ophtalmogie*, 1902, p. 296.

(2) MAUREL ; *Bull. de thérap.*, oct. 1879.

« 3° Le ptérygion étant disséqué et rabattu sur la ligne d'implantation, on fait, parallèlement à l'incision inférieure et à 4 millimètres d'elle une seconde incision intéressant la conjonctive, et avec un bistouri ou un stylet boutonné, on détache la partie de cette bande de la conjonctive, de manière à la convertir en un pont s'étendant de la circonférence de la cornée au cul-de-sac conjonctival ;

« 4° Engageant ensuite sous ce pont conjonctival une pince courbe, on va saisir le sommet du ptérygion et on le ramène en l'étalant au-dessous et en l'abaissant autant que possible vers la partie déclive ;

« 5° Pendant qu'une main exécute cette petite manœuvre, les aides enlèvent les écarteurs ainsi que le fixateur et l'index de l'autre main ramène doucement la paupière inférieure, maintient, grâce à cette pression, le ptérygion en place, jusqu'à ce qu'un pansement occlusif des deux yeux soit venu assujettir le tout d'une manière définitive ».

Lorsque la base du ptérygion est très large, Maurel le divise en deux et faisant à la partie supérieure de la conjonctive un pont semblable à l'autre, il y transporte le chef supérieur.

Ce qui caractérise ce procédé c'est l'absence de points de suture, la contention étant produite par le pont conjonctival. Carrassan, dans sa thèse (1880), cite sept observations d'opérations ayant obtenu un succès complet. Malgré cette absence de points de suture, l'on peut faire au procédé de Maurel tous les reproches faits à la déviation.

ENROULEMENT. — Ce procédé fut primitivement appelé par GALEZOWSKI (1) lui-même, l'auteur, procédé par enclavement; ce nom est inexact et l'on est convenu de le dénommer actuellement procédé par enroulement. Il a, comme origine, l'idée de DESMARRES : il faut, pour empêcher la récidive, dévier ou retourner la tête du ptérygion ; si l'onglet veut désormais avancer ce sera dans une autre direction et les accidents dus à l'envahissement cornéen seront ainsi évités.

1° On dissèque soigneusement le ptérygion en commençant par sa tête, on le soulève à la pince et on divise les bords jusqu'à la base ; celui-ci décollé dans toute son étendue on passe au deuxième temps.

2° On prend un fil auquel on place une aiguille à chaque extrémité ; on passe ces deux aiguilles à travers la tête du ptérygion d'avant en arrière et on les fait ressortir au niveau de la base, l'une en haut, l'autre en bas ; de cette façon en tirant sur les deux chefs on amène la tête de l'onglet au niveau de la base après l'avoir enroulé sur lui-même.

3° Cette traction faite, on lie les deux chefs l'un à l'autre.

On panse à l'acide phénique et à l'atropine ; GALEZOWSKI emploie assez fréquemment l'huile de cade au cinquième dans de la vaseline.

En somme, il y a peu de perte de substance ; s'il y a des microbes ils sont détruits par l'acide phénique ;

(1) GALEZOWSKI : « Nouveau procédé opératoire du ptérygion par enclavement ». *Rec. d'opht.*, p. 153.

au bout de deux ou trois jours, quand les bourgeons commencent à se former, on les touche au nitrate d'argent et l'on se sert d'un collyre au sulfate de zinc.

Darrigade (1) rapporte de nombreuses observations où il n'y a pas eu de récidive en cinq ans, mais nous devons douter de l'état des cornées qui ont dû conserver des leucomes indélébiles.

Bettmann (2) emploie un procédé analogue ; il plisse le sommet du ptérygion sous la conjonctive, il nomme cette méthode, sous-volution.

Lopez (3) décrit un procédé voisin dont l'originalité consiste à suturer l'extrémité du ptérygion, après section de la tête, avec le tendon du droit interne mis à nu.

Nous ne reconnaissons aucun avantage à ces divers procédés.

Refoulement. — Ce procédé est encore très voisin des autres, Pagenstecher (4) en a eu le premier l'idée; il consiste à disséquer le ptérygion, à le renverser en le rabattant en dedans; on décolle alors la conjonctive pour lui permettre de glisser sur le globe, pour favoriser la suture des lèvres de la plaie; le ptérygion laissé en place s'atrophie et disparaît bientôt.

(1) Darrigade : *Du ptérygion et de son traitement par la méthode dite d'enroulement*. Paris, 1885.

(2) Bettmann : « Subvolution, a new pterygium operation ». *Chicago M. Recorder*, 1894.

(3) Lopez : « Traitement du ptérygion ». *Rec. d'opht.*, 1905.

(4) Pagenstecher : *Observations cliniques*, 1881.

Meyer (1) pour hâter l'atrophie, place une ligature serrée autour du ptérygion dont la partie étranglée ne tarde pas à s'éliminer par sphacèle.

C'est de Wecker (2) qui donna à ce procédé le nom de méthode de refoulement, faisant remarquer qu'elle consiste en une sorte de transplantation avec autoplastie.

Fiore (3) dissèque le sommet de l'onglet, passe un double fil à la base, tire sur eux pour libérer les bords du triangle au bistouri ou aux ciseaux, fait deux ou trois points de suture pour combler la perte de substance, noue isolement les deux parties de son fil double, coupe ce qui dépasse et finalement cautérise le moignon au sulfate de cuivre qu'il continue pendant quelques jours.

Excision avec réparation de la perte de substance. — Dans cette catégorie, nous allons faire rentrer plusieurs procédés dont le but a été de réparer la perte de substance produite par l'excision de l'onglet; évidemment une telle façon d'opérer est un perfectionnement, car elle prévient les récidives; hâtons-nous de dire toutefois que quelques auteurs dont nous avons décrit la méthode réparaient plus ou moins la perte de substance, leurs procédés ayant un mode trop particulier nous avons été obligé de les classer à part.

(1) Meyer : *Traité pratique des maladies des yeux*, 1880.

(2) De Wecker : *Traité des mal. des yeux*, 1867.

(3) Fiore : *Opération du ptérygion*. Communic. au Cong. de la soc. ital. d'ocul. de Gênes. 1888.

Ici nous décrirons trois modes selon que le but poursuivi aura été atteint par la suture, par l'autoplastie (méthode italienne ou méthode d'OLLIER-THIERSCH) et par l'hétéroplastie.

A) *Suture* — D'après RUET (1) l'idée de suturer entre elles les lèvres de la perte de substance conjonctivale revient à COCCIUS (2); toutefois l'on est convenu d'appeler ce procédé la méthode de ARLT (3).

Après avoir soigneusement disséqué la tête du ptérygion et « lorsque toute la tête jusqu'au limbe est détachée de la cornée, on circonscrit ce lambeau en pratiquant deux incisions, qui partent, l'une du bord supérieur, l'autre du bord inférieur du col, pour se réunir, en convergeant, dans le corps du ptérygion. De cette manière on excise un lambeau en losange, comprenant la tête et une partie du corps, et il reste une plaie dont une moitié se trouve sur la cornée, et l'autre dans la conjonctive bulbaire. On ferme la plaie conjonctivale en réunissant, par une ou deux sutures, la lèvre inférieure à la lèvre supérieure. La plaie de la cornée se guérit, en se couvrant d'un tissu cicatriciel, qui produit une opacité permanente. Il est de la plus grande importance de bien réunir les lèvres de la plaie, surtout au niveau du limbe, sinon la conjonctive s'étend de nouveau sur la cornée et le ptérygion récidive. D'ailleurs il n'est pas rare de voir

(1) RUET : *Lehrbuch d. Augenheil.*, t. II, p. 1854.

(2) COCCIUS, oculiste allemand, mort en 1890.

(3) Méthode de ARLT. V. FUCHS : *Manuel d'opht.* Paris, 1906.

un ptérygion opéré avec soin récidiver et exiger une nouvelle intervention (1) ».

Tavignot (2) pour arriver à un résultat presque identique, mais moins parfait toutefois, s'y prend autrement, il commence par placer les fils et ne résèque que partiellement le ptérygion.

1° Il saisit le ptérygion par son sommet au moyen de pinces à griffes nombreuses s'emboîtant les unes dans les autres.

2° Il soulève avec une seconde paire de pinces la base de l'onglet.

3° Il place à l'aide d'aiguilles introduites vers la base du pli qu'on vient de former, trois fils très fins avec lesquels il fera la suture.

4° Il excise avec les ciseaux courbes toute la partie de l'onglet située au-dessus des fils.

5° Il ramène les bords de la plaie en contact en faisant des ligatures au moyen des fils ; ceux-ci tombent d'eux-mêmes vers le quatrième jour.

Panas (3), qui opéra ainsi trois ptérygions, eut une récidive.

Beaucoup d'auteurs emploient le procédé de Arlt ; Garnier (4) a employé une méthode analogue pour deux cents ptérygions et il se vante de ses résultats ; au lieu de disséquer au bistouri il décolle au moyen

(1) C'est Fuchs qui parle.

(2) Tavignot : *Journal des connaissances médicales*, 1873.

(3) Panas, cité par Roudouly : *Du ptérygion*, thèse de Paris, 1877.

(4) Garnier : « Du ptérygion et de son opération » *Westnik opht.*, mai-juin 1897.

d'une spatule mousse, place un ou plusieurs fils et réséque la partie exubérante.

C'est évidemment une assez bonne méthode. Bocchi (1) n'hésite pas à dire : « La méthode d'excision pendant la période régressive, ou du moins stationnaire, d'un premier ptérygion, et la suture de la conjonctive, mettent le plus facilement à l'abri de la reproduction. »

Nous avons vu, d'après le jugement de Fuchs lui-même, qu'un pareil procédé ne mettait point à l'abri de la récidive et qu'il restait sur la cornée des traces indélébiles dues à la tête du ptérygion.

B) *Autoplastie.* — Par ce procédé on comble la perte de substance en prenant du tissu, soit à la conjonctive par plissement, soit en taillant un lambeau pédiculé (méthode italienne), soit en transplantant une greffe prise sur le même individu (méthode d'Ollier-Thiersch).

a) *Plissement.* — Lorsque le ptérygion est large et la perte de substance vaste, la plupart des chirurgiens employant l'excision avec suture, commencent avant de tirer sur les fils et même de les placer, par décoller la conjonctive sur une plus ou moins grande étendue, de façon à permettre à celle-ci de glisser, pour venir combler l'espace formé par la plaie.

Nous avons vu Pagenstecher agir de la sorte dans son procédé par refoulement.

(1) Bocchi « Sur la reproduction du ptérygion », *Arch. d'ottal.*

LOPEZ (1) s'arrête au manuel opératoire suivant :

1° On prend avec une pince la tête du ptérygion, et on la détache par traction. 2° On coupe la partie qui est retenue dans la pince. 3° On libère la conjonctive en haut et en bas et on réunit ces deux lambeaux conjonctivaux par dessus la plaie.

b) *Méthode italienne.* — C'est STOBBS (2) qui semble le premier avoir taillé un lambeau qu'il fait glisser au lieu et place du ptérygion ; il pratique deux incisions le long des bords du ptérygion, il en fait deux autres verticales aux deux premières à la partie interne (par rapport à la pupille) ; il réunit l'autre extrémité à la base du ptérygion, il fait l'excision et il suture le tout.

Toutefois l'on peut dire que c'est CHIBRET, de Clermont-Ferrand (3), qui est le véritable créateur du procédé par lambeau pédiculé. Laissons-lui la parole.

« Premier temps : Le ptérygion est disséqué de la pointe à la base, cautérisé au thermocautère sur sa face cruente, replié sur lui-même et suturé de façon à être refoulé dans l'angle interne.

« Deuxième temps : La conjonctive limbaire est détachée de la cornée, en haut et en bas, sur une longueur qui varie suivant l'espace à combler ; la conjonctive détachée aux ciseaux est séparée de ses

(1) LOPEZ : Le ptérygion et son traitement. *Soc. d'opht. de Paris.* 1894.

(2) STOBBS : « An opération for pterygium ». *American opht journal,* 1888.

(3) CHIBRET : *Archives d'ophtalmologie,* 1891 p. 528.

adhérences profondes excentriquemment au limbe jusqu'à 10 millimètres de la cornée.

« Troisième temps : Une incision perpendiculaire au limbe cornéen limite la longueur de chacun de ces lambeaux.

Quatrième temps : Une dernière incision parallèle au limbe cornéen distant de 5 à 8 millimètres détermine la largeur du lambeau. Cette incision arrive très prés de la perte de substance par dissection du ptérygion. On a ainsi deux lambeaux conjonctivaux pédiculés de 3/1. Une aiguille munie d'un fil passe successivement par l'extrémité libre des deux lambeaux et par le milieu du ptérygion replié sur lui-même pendant le premier temps. En serrant le fil, on amène la torsion des pédicules et les lambeaux viennent remplacer la perte de substance du ptérygion ; deux points de suture réunissent les bords des lambeaux avec les bords du ptérygion replié ; dès lors les lambeaux sont en place. Il y a d'abord un excès de conjonctive sur la cornée, les lambeaux empiétant. Mais au bout de peu de jours après l'ablation des fils vers le cinquième jour, tout s'affaisse et disparaît ».

Le résultat immédiat est fort disgrâcieux, non seulement pendant quatre ou cinq jours ; comme le dit Chibret, mais bien souvent pendant des mois et, de l'aveu de l'auteur, il faut très longtemps pour que la conjonctive soit redevenue normale.

Galezowski (1) a tâté de cette méthode, après excision il recouvre la perte de substance par deux

(1) Galezowski. Déjà cité.

lambeaux de conjonctive détachés des parties voisines. La base des deux lambeaux est située du côté de la cornée. La production de tissu cicatriciel met obstacle à la reproduction de l'onglet.

c) *Méthode Ollier-Thiersch.* — Elle consiste à prendre sur une autre partie du corps une surface épithéliale que l'on greffe à la place du ptérygion. Pour cela on a pris de la conjonctive de l'autre œil, de la muqueuse vaginale ou buccale et même de l'épiderme ; avant de l'appliquer il faut avoir soin de tremper le lambeau dans du sérum physiologique.

Hotz (1) qui a fait divers essais a eu quelques beaux succès, mais pas mal d'insuccès. Il y a quelques années (2) il a comblé la perte de substance par un lambeau dermo-épithélial pris au rasoir derrière l'oreille ; ce lambeau avait 3 millimètres de large et était assez long pour être suturé par ses deux extrémités à la conjonctive.

Le Pr Rollet, de Lyon (3), a essayé dernièrement une greffe de la muqueuse buccale, ce qui, je crois, avant lui, n'avait pas été encore tenté. Il s'agit d'un tailleur de pierres de 45 ans, deux fois opéré à l'étranger de ptérygion récidivé. A la troisième opération il se produisit un symblépharon. Laissons la parole à M. Grandclément, l'interne de M. Rollet.

(1) Hotz, de Chicago : « A few experiments with Thiersch's grafts in the operation for Pterygium ». *S. Am. M. Ass. Chicago*, 1892.

(2) *Idem :* « Sur l'emploi de lambeaux cutanés de Thiersch dans l'opération du ptérygion. *Ann. d'ocul.*, 1897.

(3) Rollet. « Ptérygion récidivé ; greffe de la muqueuse buccale ». *Lyon Médical*, juillet 1905.

« Le malade que nous vous présentons vit apparaître, il y a neuf ans environ, à la suite d'un traumatisme par un éclat de pierre, un ptérygion sur la partie externe de l'œil droit. N'en éprouvant pas une gêne notable, ce n'est que le 9 juin dernier que le malade se rendit en Suisse pour se faire opérer.

« Cette première intervention fut suivi, au bout de quelques semaines, d'une récidive nécessitant une nouvelle opération pratiquée par le même opérateur au mois de novembre dernier.

« A la suite de cette seconde intervention la récidive fut encore plus rapide que la première fois et eut des conséquences plus graves. Le malade raconte, en effet, que quelques jours après cette opération, il voyait double chaque fois qu'il dirigeait le regard à droite ; l'état du malade à son entrée à l'Hôtel-Dieu va vous donner l'explication de ce fait.

« Le malade se présente ici le 4 mai dernier. On constate alors dans la moitié interne de l'œil droit sur la conjonctive bulbaire, une surface rougeâtre avec, en un point correspondant à peu près au bord inférieur du muscle droit interne, un bourgeon charnu suffisamment volumineux (une lentille environ) pour limiter considérablement le champ visuel de ce côté.

« En outre, il existe un symblépharon, soudure cicatricielle du tiers interne de la paupière supérieure avec la conjonctive bulbaire. L'œil étant maintenu par cette bride, ses mouvements en dehors sont limités, d'où la diplopie accusée par le malade.

« Il fallait donc enlever la tuméfaction et libérer la

paupière, mais une simple section de la bride cicatricielle n'aurait donné aucun résultat, car elle se serait reproduite en quelques jours, il était de toute nécessité d'interposer quelque chose entre la paupière et l'œil.

C'est alors que M. Rollet eut l'idée de prendre un morceau de muqueuse buccale; de ce vestibule, et de la suturer sur la perte de substance.

L'opération se fit très simplement et eu des suites parfaites, la greffe muqueuse a très bien pris et la paupière n'a aucune tendance à reprendre ses adhérences avec la conjonctive bulbaire. La diplopie a disparu et l'ulcération de la muqueusc buccale se répare rapidement. »

C) *Hétéroplastie.* — Dans ce procédé l'on prend du tissu à un autre individu ou à un animal.

On a essayé de la conjonctive humaine et de la conjonctive du lapin. Hotz (1) qui a essayé n'a pas obtenu de grands succès.

Schirmer (2) cite un cas de ptérygion compliqué de symblépharon à la suite de brûlure à l'eau de chaux. Après dissection du ptérygion et du symblépharon, la tête de l'onglet est suturée dans le cul-de-sac conjonctival supérieur; puis la cornée dénudée est recouverte de petites lamelles cornéennes enlevées à la surface de la cornée d'un lapin. La guérison fut très bonne; quatre mois après, l'acuité visuelle passa

(1) Hotz, déjà cité.

(2) Schirmer, Guérison d'un ptérygion cicatriciel par transplantation cornéenne, *Deutsche médical Wochenschr.*, 1894.

à 1/2 ; elle était auparavant de 5/35. Le symblépharon ne s'est pas reproduit.

Nous savons que M. Rollet (1) préfère l'autoplastie, en particulier l'autoplastie avec muqueuse buccale à ces procédés compliqués nécessitant deux dispositions opératoires.

Excision et cautérisation. — La plupart des opérateurs ayant remarqué combien le ptérygion récidivait facilement, ont cherché une méthode leur donnant de meilleurs résultats. Quelques-uns croient que la cautérisation de la tête du ptérygion est le meilleur moyen de prévenir la récidive en détruisant le point d'attache de l'onglet. Ce résultat peut être obtenu, soit par la cautérisation ignée, soit par les caustiques chimiques ; le fer rouge est le plus en faveur.

Il semble que c'est Jobert de Lamballe (2) qui fut le premier à employer ce procédé, à l'Hôtel-Dieu de Paris. « Une fois le ptérygion soulevé, on fait passer au-dessous une anse de fil qu'on lie et à l'aide de laquelle on devient tout à fait maître du réseau vasculaire ; on introduit alors la lame d'un bistouri et on décolle le ptérygion, en détachant avec ménagement le sommet dans toute son étendue ; puis en retournant le tranchant du bistouri et disséquant la base du ptérygion, il ne faut pas craindre d'aller jusqu'à la cornée lorsqu'elle est obscurcie. Après

(1) Rollet, déjà cité.

(2) Jobert de Lamballe : *Recueil thérapeutique médico-chirurgical*, 1860.

l'extirpation totale, il faut cautériser la surface saignante ou tout au moins la modifier profondément à l'aide de collyre. »

Martin Georges de Bordeaux (1) croit à l'origine ulcéreuse du ptérygion, aussi est-ce la raison qui le pousse à la cautérisation. Après l'ablation il brûle la surface cornéenne au moyen d'un crochet à strabisme rougi à la flamme d'une lampe à alcool.

Michel Christowitch (2) étend la cautérisation un peu plus loin ; après excision de la tête, il détruit la portion conjonctivale avec de fins ciseaux ou avec le thermo-cautère ; il fait porter la cautérisation jusqu'au niveau du limbe puis il suture.

Panas (3) fait un léger grattage ou une cautérisation du point d'attache cornéen ; il emploie le galvano-cautère. D'après lui, quelques auteurs cautérisent aussi le moignon quand il est volumineux, il fait ensuite de l'autoplastie par glissement, il suture et il panse avec une rondelle de gaze iodoformée ou salolée.

Le galvano-cautère est encore conseillé par Weymann (4) qui opère tous les ptérygions, même ceux qui ne sont pas progressifs.

(1) Martin Georges, cautérisations éguées dans l'opér. du ptérygion, *Ann. docul.*, 1881.

(2) Christowitch : « Ptérygion ». *Rec. d'opht.*, 1889.

(3) Panas, cité par Courtey,

(4) Weymann « Pterygium, pathology and treatment ». *Ann. of opht.* Juillet 1900.

GRANDCLÉMENT (1) songeant aux résultats du traitement des cancroïdes de la face par l'acide chromique et ayant traité un épithélioma du limbe scléro-cornéen par ce procédé (après excision) eut l'idée de cautériser ainsi la tête du ptérygion après sa résection ; il emploie l'acide chromique au dixième et fait des cautérisations répétées, mais il n'indique pas si ses résultats sont bons.

A côté de quelques auteurs qui prétendent que c'est le meilleur procédé, tel PARISOTTI (2), d'autres sont moins optimistes. Ainsi VIGNES (3) prétend avoir des récidives même avec l'emploi du galvano-cautère; BOCCHI, de Pavie (4), va plus loin, il prétend que les reproductions sont favorisées par les irritations et en particulier par la cautérisation de la plaie après la première opération.

Nous voyons donc que ce traitement n'est pas encore merveilleux de l'avis de beaucoup, nous nous abstiendrons de juger après avoir exposé ces faits.

ELECTROLYSE. — Avec le développement de l'électrothérapie devait nécessairement naître un nouveau traitement de cette affection rebelle qui nous occupe.

STARKEY (5) est le premier à avoir pensé à un trai-

(1) GRANDCLÉMENT : Discussion à la Soc. fr. d'opht. de Paris, 6 au 9 mai 1895.

(2) PARISOTTI : *Ibidem.*

(3) VIGNES : Discussion à la Soc. d'opht. de Paris, 1896.

(4) BOCCHI. Déjà cité.

(5) STARKEY : « Courant galvanique dans le traitement du ptérygion ». *Assoc. americ*, 10 juin. 1898.

tement électrolytique ; il recommande l'emploi de l'électricité dans les ptérygions au début, quand ceux-ci n'ont pas encore envahi toute la cornée. Une fine aiguille de platine, mise en communication avec le pôle positif d'une batterie, est introduite dans la conjonctive, près du sommet de la tumeur et à angle droit par rapport à sa direction. Au point de vue de ses avantages, ce traitement est indolore et il n'est pas une source d'incapacité pour le malade. La guérison par ce procédé serait la règle ; nous devons ajouter que cette règle semble trop formelle pour être sans exceptions, et les succès peuvent très bien s'expliquer par la nature des ptérygions qui sont pris au début.

Pansier, d'Avignon (1) prétend que par cette méthode on obtient une escharre dure et rétractile ; au lieu d'employer l'aiguille positive, il pratique de préférence l'électrolyse négative, après une injection sous-conjonctivale de cocaïne à 1/50. Dans les petits ptérygions, on fait des séances de trente à quatre-vingt-dix secondes avec un courant de trois à quatre milliampères ; on peut dans les ptérygions volumineux, employer jusqu'à 10mA avec des scéances de trois minutes. Avec ces derniers il obtient fréquemment des cicatrices fibreuses amenant de la diplopie, des récidives de plus sont fréquentes ; l'auteur conseille ce procédé pour les petites tumeurs ptérygoïdes au début de leur évolution.

(1) Pansier : « Le traitement électrolytique du ptérygion. » *Arch. d'électricité méd.* 10 septembre, 1904.

Procédé du raclage. — Nous avons réservé pour la fin ce procédé qui est certainement le meilleur pour diverses raisons ; il est le seul qui s'attaque à un des inconvénients sérieux du ptérygion, au leucome produit par la tête de la tumeur sur la cornée ; il prévient plus facilement les récidives, par ce fait que l'épithélium cornéen a tôt fait de recouvrir la surface d'implantation cornéenne libérée de tout débris, phénomène qui entrave le réamorçage.

Desmarres (1) « enlève au besoin les débris de la tête du ptérygion en les râclant avec un couteau lancéolaire, comme on le fait pour les taches d'encre sur le papier, de manière à laisser la cornée parfaitement transparente. »

Nous avons déjà parlé du léger grattage de Panas, nous verrons tout à l'heure que plus tard cet auteur insistera davantage sur l'utilité de cette manœuvre.

Reynolds en 1888 a conseillé, dans un journal américain, (2) de râcler légèrement la cornée avec le couteau à cataracte après avoir arraché le sommet du ptérygion.

C'est M. Deschamps de Grenoble (3) qui semble avoir décrit la technique exacte de cette méthode ; laissons-lui la parole :

Voici comment j'ai procédé avec le plus grand succès dans cinq cas dont un de ptérygion quadruple sur le même œil :

(1) Desmarres. Déjà cité, 1855.

(2) Reynolds : « Radical cure of pterygium. » *S. Am. M. ass. Chicago.* XI, p. 161. 1888.

(3) Deschamps : « Du râclage méthodique de la cornée dans le traitement du ptérygion. » *Soc. d'opht. de Paris*, 1895.

le ptérygion est soulevé au niveau de son collet par une pince à dents de souris, détaché en rasant la cornée avec un petit bistouri, puis excisé d'un seul coup de ciseaux ou de deux coups convergents l'un supérieur, l'autre inférieur.

Le globe étant ensuite fixé avec la pince à dents de souris qui vient de servir, on fait un râclage très soigné et vigoureux de la plaie cornéenne, en commençant par le sommet au niveau duquel on insiste. On ramasse avec la curette tous les débris qui, sous forme de cloisonnements radiés, de petites membranes blanches, ont été laissés adhérents à la cornée et flottants. La manœuvre avec la curette ressemble à la manœuvre du balai d'un domestique qui assemble petit à petit les balayures vers la porte d'une chambre. Les débris nombreux qui restent toujours adhérents à la cornée après l'excision, sont détachés et menés, tous, petit à petit, au bord cornéen, près de la plaie conjonctivale d'où un lavage les entraîne.

Il est remarquable de voir comme ce balayage avec la curette nettoie d'une manière parfaite la cornée, au point qu'on ne peut plus distinguer où était planté le sommet du ptérygion et où était situés ses bords qui sont marqués, lorsqu'on n'emploie pas ce moyen, par une sorte de petite collerette blanche presque flottante et très visible.

A ce propos DE WECKER dit : (1) « Je ne crois pas qu'on puisse décrire avec des détails plus fouillés le râclage de la cornée ».

La base du ptérygion peut être traitée au choix de l'opération, M. Deschamps se contenta de libérer la conjonctive au-dessus et au-dessous et de placer un, deux ou trois points de suture selon les cas. Lorsque la perte de substance est grande, il se forme deux replis falciformes qui masquent le rebord cor-

(1) DE WECKER : *Klinische Monastsbl. für Augenh.* 1901

néen ; avec des ciseaux fins. M. Deschamps fait une incision libératrice à chacun de ces replis, « ce sont de petites incisions qui se comportent comme toute incision dans un tissu élastique qui s'allonge immédiatement dans le sens où s'exerce la traction ».

La guérison par ce procédé est des plus rapides, en trois jours, toute la surface cornéenne dénudée 'est recouverte de son épithélium ; il n'y a plus

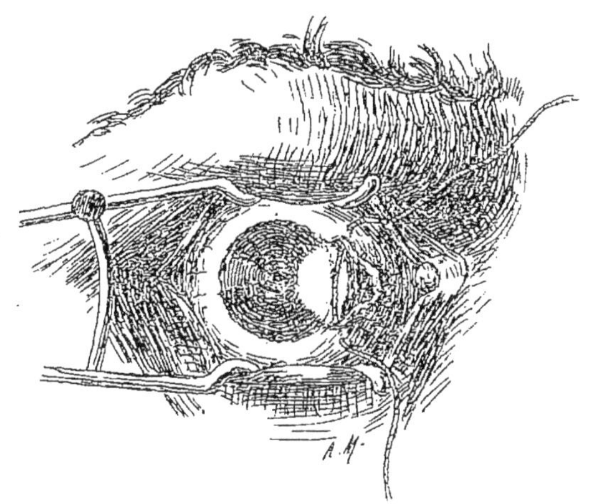


Fig. 5 — Opération du ptérygion par la méthode de Deschamps
La partie laissée en blanc est la partie curettée. Le fil de suture est placé.

traces de mal, ni d'opacités cicatricielles, ni d'eschares à éliminer, ce qui se produit nécessairement avec la cautérisation.

En résumé, dit M. Deschamps :

« 1° Il convient de substituer dans la cure du ptérygion le raclage soigné et vigoureux de la cornée à la galvano-cautérisation. Ce raclage aussi bien que tout autre moyen, désinfecte totalement la surface dénudée de la cornée ; il a l'avantage de l'égaliser exactement et de ne pas détruire les partie saines de l'organe.

« 2° On peut faire une autoplastie conjonctivale simple, seulement par glissement, quelques petits coups de ciseaux libérateurs permettant, au besoin après coup, de relâcher les parties trop tendues et tiraillées par les fils de la suture (voir *fig. 6*). »

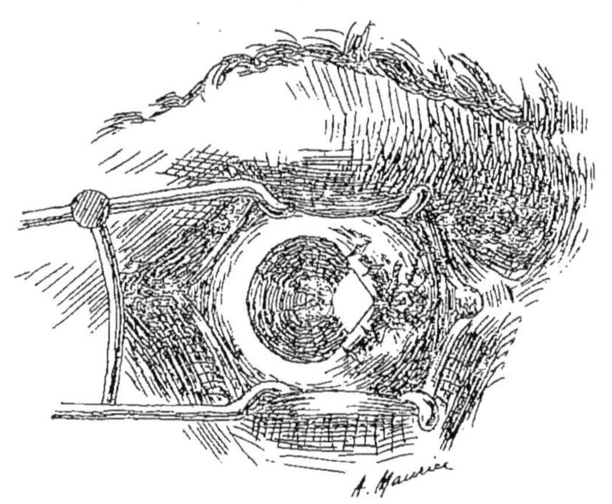

Fig. 6. — Le fil est serré. Quatre incisions libératrices sont faites sur les replis conjonctivaux qui résultent de l'autoplastie par glissement.

Dans la discussion qui suivit cette communication à la Société, Jocqs attribua la paternité de ce procédé à Galezowski ; nos recherches bibliographiques ne nous ont pas permis de le constater ; du reste de Wecker (1) appellera plus tard ce procédé, la méthode de Deschamps.

(1) De Wecker. Déjà cité 1901.

Il est évident que la régénération rapide de l'épithélium sur une surface polie vigoureusement est une barrière à la reproduction de la tumeur ; le raclage profond détruit toute trace de leucome ; l'action mécanique de la curette tranchante nettoie profondément le ptérygion et libère les microorganismes, s'il y en a ; tout cela concourt à un très bon résultat, à la fois utile et esthétique avec le minimum de de chances de récidive.

Beaucoup d'opérateurs l'ont employé depuis, DE WECKER dit : (1) « M. DESCHAMPS a vanté le raclage cornéen dans la cure du ptérygion. J'obtiens d'excellents résultats en raclant le ptérygion tout entier ; cette méthode peut suffire pour la guérison des ptérygions peu étendus, sans y ajouter un autre acte opératoire, tel qu'ablation, suture, déplacement, refoulement, etc... Je ne puis encore dire si cette intervention si simple est suffisante pour les ptérygions épais, charnus et très étendus. »

HOLMSTROEM (2) prétend obtenir de bons résultats par ce procédé, résultat esthétique dû à la disparition de la tâche qui ne reparait pas, résultat non moins utile qui aboutit à une amélioration durable de l'acuité visuelle.

M. le Professeur ROLLET, nous le tenons de sa bouche, l'emploie depuis fort longtemps et il n'a qu'à se louer de ses résultats.

(1) DE WECKER : Soc. d'oph. de Paris 1896.

(2) HOLMSTROEM : « Zur operation des pterygium ». *Kl. Monatsbl.* septembre 1900, p. 550.

PANAS (1) écrit : « A l'aide d'une pince à griffe on saisit profondément le sommet ou onglet du ptérygion qu'on isole du côté de la cornée restée transparente par une incision semi-circulaire au bistouri, prolongée en dédolant jusqu'aux couches superficielles du stroma. Après avoir retranché avec les ciseaux toute la tête du ptérygion, on rugine et on évide, au moyen d'une petite rugine tranchante, la totalité du tissu scléreux et opaque, manœuvre qui s'accompagne d'un faible saignement dû aux vaisseaux capillaires néoformés et dont on se débarrasse en essuyant à mesure, avec des tampons de coton trempés dans la solution aseptisée de chlorure de sodium à 1 p. 100 ». A cela PANAS ajoute une cautérisation de la surface cruentée au thermo ou au galvano-cautaire olivaire chauffé au rouge sombre, manœuvre qui nous semble inutile. Il n'excise le corps du ptérygion que s'il y a épaississement fibreux notable de la conjonctive. « Tout au plus on retranchera le sommet plus ou moins exubérant et fibroïde, en ayant soin de réunir alors les lèvres de la boutonnière conjonctivale à l'aide d'un ou de deux points de suture au catgut ».

Ce traitement du ptérygion par le raclage est théoriquement le meilleur et il est incontestable que les résultats obtenus par ce procédé sont excellents et les récidives, s'il y en a, très rares. Il est important de faire remarquer que pour éviter la récidive, il faut faire un râclage vigoureux ; le curettage doit être

(1) PANAS : *Arch. d'opht.*, 1902, p. 296.

énergique et porter surtout au niveau de la tête du ptérygion ainsi qu'au niveau du limbe, deux points où se rencontrent surtout de petites cloisons membraneuses, blanches et flottantes qui forment obstacle à la régénation de l'épithélium et qui ne s'éliminent qu'en laissant une annonce à la récidive. Il ne faut en somme laisser à la surface cornéenne aucune irrégularité, aucune rainure, il faut rendre le tissu cornéen lisse et uni.

Pour juger des résultats d'une telle méthode il faut évidemment des observations de longue durée; M. Rollet et M. Deschamps en possèdent de nombreuses. M. Deschamps a eu l'amabilité de m'en communiquer quatre (Obs. I, II, III, IV) que je me fais un devoir de rapporter.

Voici d'abord deux observations de petits ptérygions naissants que l'opération a arrêtés dans leur marche.

### Observation I

Mlle Adèle G..., bonne de brasserie, 23 ans, se présente en février 1901. On remarque sur chaque œil un ptérygion naissant formé par une pinguecula saillante en forme de bouton et empiétant de deux millimètres environ sur la cornée.

Résection d'un coup de ciseaux de la petite grosseur, saisie avec une pince à griffes. Raclage très soigné du bord cornéen, du limbe et de la sclérotique. Pas de suture. Guérison complète en trois jours avec disparition totale de toute saillie, de toute vascularisation et formation d'une cicatrice lisse et n'ayant plus aucune tendance à envahir la cornée. La guérison s'est maintenue complète, comme j'ai pu m'en assurer deux ans après.

### Observation II

M. Pierre P..., cultivateur à Venon près de Grenoble, se présente en janvier 1902 avec un petit ptérygion naissant de l'œil droit. Comme dans le cas précédent, le mal est formé d'une petite saillie de la grosseur d'un grain de chanvre, surplombant la cornée sur laquelle il empiète de quelques millimètres avec une petite rainure profonde à sa limite...

Le mal date de deux ans et demi et a une tendance manifeste à augmenter par poussées, accompagnées d'irritation conjonctivale et photophobie.

Résection simple ; curettage vigoureux de la petite rainure cornéenne qui est égalisée et dont les bords sont nivelés ; pas de suture conjonctivale, guérison complète en trois jours qui s'est maintenue depuis.

Voici deux autres observations de ptérygions plus sérieux dont la cure a été aussi bonne que pour les ptérygions précédents. L'un d'eux est un ptérygion deux fois récidivé.

### Observation III

M. Dec..., 35 ans, employé aux ardoiseries d'Allemont, se présente en novembre 1898 avec un ptérygion de l'œil gauche ayant débuté depuis de longues années, ptérygion épais et charnu, dont la pointe empiète sur la pupille.

Le ptérygion est détaché de la cornée et reséqué. La surface d'implantation tout entière et surtout le point où s'attachait la pointe du ptérygion, sont soigneusement curettés avec une petite curette tranchante de de Wecker. Toutes les petites membranules formant cloison sont enlevées soigneusement ; le raclage ou grattage est poussé jusqu'à ce que la surface cornéenne soit redevenue absolument lisse et transparente, au point qu'on ne la distingue plus du reste de la cornée que par l'absence d'épithélium. Un point de suture vertical rapproche sur la sclérotique les deux bords écartés de la conjonctive bulbaire.

En trois jours, toute la surface cornéenne se recouvre d'épithélium ; le quatrième jour le point de suture est enlevé et la guérison est complète, sans qu'il persiste aucune opacité de la cornée.

Le malade a été revu chaque année depuis cette époque. La guérison est restée complète sans aucune tendance à la récidive.

## Observation IV

M. Fin..., quarante ans. employé du télégraphe à Voiron, se présente en décembre 1899 avec un ptérygion à chaque œil. Le malade a déjà été opéré deux fois antérieurement et le mal a récidivé. A droite la membrane formant le ptérygion est mince et le mal n'avance pas jusqu'à la pupille, à gauche le ptérygion est épais, coriace, très étendu,

L'opération est faite aux deux yeux à 8 jours d'intervalle. Du côté droit le ptérygion est réséqué, la surface cornéenne vigoureusement grattée et raclée jusqu'à ce que la cornée devienne lisse. Sur le bord cornéen la sclérotique elle-même est curettée vigoureusement, puis comme la conjonctive ne s'est pas beaucoup écartée, le mal est abandonné sans suture.

Du côté gauche il faut non seulement curetter la cornée, mais embraser avec un couteau à cataracte les couches superficielles jusqu'à ce que la membrane paraisse lisse et transparente. Un seul point de suture vertical avec un petit débridement de conjonctive ou niveau du limbe au-dessus et au-dessous, pour éviter que son repli n'empiète sur la cornée. De chaque côté, il y a eu guérison en quatre jours à ce point complète, qu'il serait impossible de dire quelle partie de la cornée était autrefois recouverte par le ptérygion.

Le malade revu plusieurs fois pendant trois ans n'a présenté aucune trace de récidive.

Voici maintenant une observation personnelle qui nous a permis de présenter en figures deux temps de l'opération.

### Observation V.

(*Voir fig. I, V et VI*)

Joséphine P..., trente ans, femme de mineur, à Lamotte-d'Aveillans, se présente le 14 mai 1906 à l'hôpital de Grenoble. Elle prétend depuis deux ou trois ans « avoir une peau sur l'œil ». Ptérygion typique, vasculaire, assez large, empiétant de 2 ou 3 millimètres sur la cornée et s'étalant en évantail sur la conjonctive de l'angle interne de l'œil droit (*voir fig. I*). La zone blanchâtre, opaline qui précède la tête n'est pas vasculaire et s'étend en forme de croissant d'un millimètre de large sur 4 ou 5 de haut.

Le Dr Deschamps l'opère le lendemain par son procédé. Prise du col à la pince à griffes, rection de celui-ci ; résection partielle du corps et totale de la tête ; raclage soigné et complet de celle-ci en empiétant même très légèrement sur l'épithélium cornéen de crainte de laisser des traces de la production ; le grattage à la petite curette est continué jusqu'à l'apparition d'une surface polie, unie et transparente ; toute saillie ou membranule est énergiquement curettée jusqu'à décollement ; le limbe et le bord de la sclérotique subissent le même sort (voir *fig. 5*) ; quelques gouttes de bleu de méthylène instillées dans l'œil font ressortir l'effet et l'étendue du grattage. Dans la figure, la partie curettée et colorée a été laissée intentionnellement en blanc.

Après décollement peu étendu de la conjonctive, un fil est placé pour ramener les deux bords de la plaie ; des incisions libératrices sont faites sur les replis falciformes, formant bourrelet périkératique, après rapprochement des bords de a conjonctive (voir *fig. 6*). Lavage et pansement.

Le lendemain 16, l'épreuve au bleu de méthylène montre

que la moitié de la surface curettée est déjà recouverte par l'épithélium cornéen.

Le 17, le même procédé ne nous montre qu'une petite surface triangulaire dans la région du limbe, près du fil de suture.

Le 18, l'épithélium a tout recouvert, le fil est enlevé, l'éclairage oblique nous montre un trouble très faible de la transparence cornéenne à la place de l'onglet.

Le 19, la malade s'en va guérie.

## Observation VI

(Due à l'obligeance de M. Rollet).

Laurent B..., quarante-sept ans, cultivateur à Loives (Saône-et-Loire) se présente avec un faux ptérygion de l'angle externe de l'œil gauche ; le début remonte à vingt ans. L'agrandissement a été insensible ; depuis un an, l'onglet envahit la cornée et gêne le malade.

Il y a en même temps symblépharon ; toutefois les mouvements sont peu limités, ils sont même assez bien conservés.

Opéré le 24 avril 1906, le malade s'en retourna quelques jours plus tard complètement guéri.

## CONCLUSIONS

---

1° Le ptérygion semble résulter d'un trouble trophique, il est par conséquent, sinon une maladie grave, du moins une affection des plus récidivantes ; le traitement devra donc, surtout, porter sur ce point et tendra à empêcher, après l'opération, la réapparition de la tumeur.

2° L'on peut grossièrement schématiser ainsi l'ordre d'apparition des divers traitements chirurgicaux :

*a*) L'excision, qui s'adresse à la difformité et à la gêne, dues à la présence d'une production anormale.

*b*) L'autoplastie, qui complète l'excision, en comblant la pente de substance, de façon à supprimer les cicatrices vicieuses et les accidents qui s'en suivent.

*c*) Le raclage, qui s'adresse au leucome cornéen et qui, par épithélisation rapide de la surface hératique, empêche le réamorçage et prévient les récidives.

3° Il convient donc de ne pas se contenter, comme la généralité des auteurs, de l'excision et de l'autoplastie, mais de racler vigoureusement la cornée, ce qui ne peut qu'améliorer l'acuité visuelle, en ajoutant un résultat esthétique et en fournissant un bon pronostic pour l'avenir.

4° Quant à l'excision et à l'autoplastie, rien de particulier, sinon qu'on doit enlever une portion du ptérygion en rapport avec son volume, et que l'autoplastie doit se faire par glissement, par lambeau ou par greffe, selon que la perte de substance est plus ou moins grande.

Ce sur quoi nous voulons insister, c'est le raclage énergique du point où s'insère la tête du ptérygion.



---

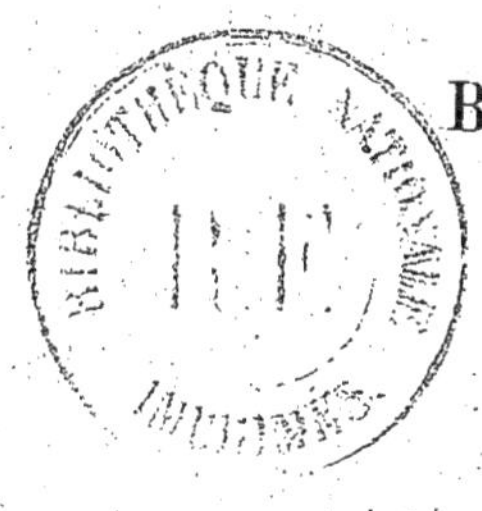

# BIBLIOGRAPHIE

*(Ordre alphabétique)*


ABADIE. — Traité des mal. des yeux, t. I, p. 160. 1876.

ACREL. — Clin. Richter Gott, 1771.

ADLER. — Une observation de ptérygion (Recueil d'opht.), juillet 1884, p. 431.

ALBUCASIS. — Al. Tassrif (Exposition des matières) xe siècle.

ALT. — Compendium des norm. « pathologie anat. des Auges, 1880, p. 32.

— On pinguecula and pterygium (An. J. opht. Saint-Louis, 1905.)

ARLT. — Zur nosographie et nosogénie des Plugelfelles, 1845.

— Die Krank. des Auges, Prag. 1851, p. 160.

AVICENNE. — Le canon de la médecine. (Lib. 3, f. 3, caput 23, xe siècle).

BEER. — Lehre von den Augen, vol. II, 1817.

BETTMANN. — Subvolution, a new pterygium operation (Chicago, M. Recorder, 1894.)

BLANCHARD. — De l'astigmatisme déterminé par le ptérygion Paris, 1904.

BIRD. — Pterygium. Wisconsin, (Méd. Rec. Janesville, 1900).

BISTIS. — Epithel. du limbe scléro-cornéen (Ptérygion, Ann. d'ocul. 1897).

BOCCHI. — Sur la reproduction du ptérygion (Arch. di Ottalm.)

BOUD. — Origine du ptérygion et des ulcères cornéens (Rec. d'opht., 1890).

BOUDOULY. — Du ptérygion (Thèse de Paris, 1877).

BOYER. — Maladies chirurgicales, t. V, p. 388, 1818.

BROWNE. — Dublin quaterly (Journal of medical science, february, 1851).

CALLÉ. — Du ptérygion (Th. Paris, 1868.)

CARRASSAN. — Du ptérygion (Th. Paris, 1880).
CARRÉ. — Traitement du ptérygion (Gaz. d'ophtalm., 1880).
CARRON DU VILLARDS. — Guide pratique pour l'étude et le traitement des maladies des yeux, 2 vol. Paris, 1847.
CELSE. — De arte medica (Trad. Védrènes). Paris, 1875.
CHAULIAC (Gui de). — Collectorium partis chirurgicalis medicinœ, 1343, XI, p. 528.
CHÉBRET. — Arch. d'ophtalmo. 1891, et Annales d'oculistique, mars 1892, p. 312.
— Compendium de Chirurgie.
CONTE (E). — Contribution à l'étude du ptérygion envahissant (Thèse Toulouse, 1904).
DA COSTA. — Transf. épithél. du ptér. et de la pinguec. (Ann. d'ocul. 1898, p. 80).
COURTEY. — Etude sur le ptérygion. Paris, 1894.
CRISTOWITCH (M.). — Ptérygion (Recueil d'ophtalm., nov. 1889, p. 649).
CUNIER. — Quelques réflexions sur la nature du ptérygion (Annales de médecine belge, 1837 et Bulletin médical belge, t. I, p. 296.)
DARIER. — Forme particulière du ptérygion guérissant par le massage lanoline hydiargyrique (Rec. d'ophtal., oct. 1890, p. 599.)
DARRIGADE. — Du ptérygion et de son traitement par la méthode dite d'enroulement (Th. Paris, 1885).
DECONDÉ. — Arch. de méd. militaire belge, t. XV, p. 145.
DELENS. — Traité de chirurgie, t. IV, p. 115.
DENONVILLIERS-GOSSELIN. — Maladies des yeux, t. V, p. 310.
DESCHAMPS. — Du raclage méthodique de la cornée dans le traitement du ptérygion (Soc. française d'opht., Paris, 6 au 9 mai 1895).
DESMARRES. — Traité des maladies des yeux, t. II, p. 165, 1855. (Leçons cliniques de chirurgie oculaire).
DESPAGNET. — Méthode d'enroulement (Rec. d'opht., 1881).
Dictionnaire des sciences médicales en 60 vol.
DORRIGADE. — Du ptérygion et de son traitement par la méthode dite de l'enroulement (th. Paris, 1885).
DUPLAY et RECLUS. — Traité de chirurgie, 1897.
FALTA. — A pterygium pathologiajahoz-Szemészet. Budapest, 1905.
FIORE. — Opération du ptérygion. Communic au Congrès de la Soc. italienne d'ocul. de Gênes, 1888.
FOLLIN et DUPLAY. — Traité de chirurgie, t. IV, p. 302.
FORESTUS. — Oper. med. lib. XI. Obs. 6.

Foucher. — Moniteur des sciences médicales, 1860.
Fruginele. — Un caso raro di tre pterygi reuniti tra loro e constituendi una membrana continua semi-circolare (Giorn. internaz. del scienc. med. Napoli, 1897).
Fuchs. — Annales d'oculistique, oct. 1892.
— Contribution à l'étude de la pinguecula. Ann. d'ocul. janvier. 1892.
— Arch. für ophtal. Albrecht von Grœfes, 1892.
— Grœfe's Arch. f. Opht., 1901.
— Manuel d'ophtalmologie, 1905.
Furnari. — Traité pratique des mal. des yeux. Paris, 1841.
Galezowski. — Traité des mal. des yeux, p. 23, 1872.
— Nouveau procédé opératoire du ptérygion par enclavement. Rec. d'opht., 1879.
— Du traitement du ptérygion par l'autoplastie double conjonctivale. Rec. d'opht. 1894.
Gallenga. — Sulla presenza di una cavita nella pinguecola e sua importanza nella produzione dello pterygio. Ann. di Ottal. Pavia. 1887, p. 490.
Garmy. — Contribution à l'étude sur l'astigmatisme cornéen déterminé par le ptérygion (Th. Toulouse, 1904).
Garnier. — Du ptérygion et de son opération. Westnik Ophtal. 1897 (en russe).
Garrison. — A pterygium of bacilli. Indian. M. Gaz. Calcutta, 1905.
Gaston. — Ann. de la soc. de méd. prat. de Montpellier.
Goldzieher. — Centralbl. f. Pratisch. Augenh. 1878.
Gonin. — Sur un cas de ptérygion malin avec récidives ayant conduit à la cécité. Ann. d'ocul., 1902.
Guttierez-Ponce. — De l'hérédité du ptérygion (Bull. de la soc. d'opht. de Paris, 1893).
Hache. — Rec. d'ophtalmologie, 1877.
Hammam. — Mac Reynold's operation for pterygium. (Journ. of the Kansas med. soc. 1904).
Harlan. — Soc. médicale de Philadelphie 1901.
Heincken. — Medical repository, vol. XXII. London, 1824.
Hirschberg. — Ein Fall von Flügelfell mit Doppeltsehen, durch operation geheilt. (Centralbl. f. Augenh. sept. 1891.)
Holmstroem. — Zur operation des pterygium. (Kl. Monatsbl. sept. 1900.)
Horner. — Corresp. bl. schweitzer Aerzte, 1874.
Hotz. — A few experiments with Thiersch's grafts in the operation for pterygium. S. Ann. Ass. Chicago, 1892.
— Sur l'emploi de lambeaux cutanés de Thiersch dans l'opération du ptérygion. (Ann. d'ocul, 1897.)

KIRMISSON. — Manuel de pathol. externe, t. II, p. 197.
KNAPP. — A case of pterygium superius, 1871.
KNAPP DE HEIDELBERG. — Arch. für ophtal. 1868.
JOBERT DE LAMBALLE. — Moniteur des sciences médicales, 1860.
JOHNSTON. — The pathology of pterygium. Opht. Rec. Chicago, 1905.
LAGRANGE. — Ann. d'ocul., t. CVII, p. 352.
LAGRANGE ET VALUDE. — Encyclopédie française d'ophtal. Paris, 1900.
LANTSHEERE (DE). — Ptérygion. Question d'intérêt professionnel. soc. belge d'opht. 1901.
LARROQUE. — Etude sur le ptérygion (thèse de Paris, 1877).
LAWRENCE. — Treatise of the diseages of the eye. London, 1859. Une édition de 1830 a été traduite par Billard, d'Angers.
LOPEZ. — Notes sur le ptérygion (Rec. d'ophtalm., avril et juillet 1887. p. 223 et 419).
— Pterygium and its treatment (Arch. of Opht, mai 1898).
— Le ptérygion et son traitement (Toc. d'opht., Paris. 1894).
— Traitement du ptérygion (Rec. d'opht. 1905, p. 78).
LORING. — The modern treatment of pterygium. (Med. News N.-Y., 1902).
MACKENSIE (M.). — Traduit par Warlomont et Tesclin, 1858, t. I, p. 318.
MALGAT. — Quadruple ptérygion des deux yeux chez un garçon de seize ans (Rec. d'ophtalm., juil. 1892. p. 407).
MAITREJEAN. — Traité des maladies de l'œil. 1740.
MANHARDT. — Arch. für ophtalmologie, vol. XIV, 1868, p. 26.
MARLOW. — De l'utilité d'opérer de bonne heure le ptérygion avec diminution de l'acuité visuelle, (Rec. d'ophtalm., oct. 1898, p. 629).
G. MARTIN. — Cautérisations ignées dans l'opération du ptérygion (Annales d'oculistique, 1881, p. 144).
MASSELON. — Encyclopédie de chirurgie, t. V, p. 264.
MAUREL. — Modification au procédé de Desmarres dans l'opération du ptérygion (Bullet. général de thérapeutique, 1879, 350-6).
MEYER. — Traité pratique des maladies des yeux, 1880.
MIDDLEMORE. — A treatrise of the eye, t. I., London, 1835.
MIRONDOT. — Thèse de Paris, 1862.
MONPHOUS. — Un ptérygion à la paupière supérieure (Soc. fr. d'opht., mai 1901).
NYSLEN. — (Dictionnaire de). — Voir ptérygion.
OBARRIO (DE). — Un caso exceptional de terigion y conciderationes sobre el tratamiento de esta afeccion. (Socied. oftal. Mexic., avril 1903).
PAGENSTECHER. — Observations cliniques, 1861.
PANAS. — Journal de méd. et de chir. paratiques, 1880.

PANAS. — Gazette des Hôpitaux, 1880, p. 272.
— Traité des maladies des yeux, 1894, p. 258, t. II.
— Archiv. d'ophtalmologie, 1902, p. 296.

PANSIER. — Le traitement électrolytique du ptérygion (Arch. d'électricité méd.. 10 sept. 1904).

PELLIER de QUENGSY. — Recueil de mémoires et observations sur les maladies des yeux. Montpellier, 1783.

J.-L. PETIT. — Traité des maladies chirurgicales, t. II.

PETREQUIN. — Recherches d'anat. pathol. sur la nature du ptérygion (Ann. d'oculistique, t. I, p. 467.)

PICQUE. — Maladies congénitales de l'œil (thèse d'agrégation.)

PLENK. — De morb. ocul. p. 97 (Viennœ 1777.)

PONCET de CLUNY. — Archv. d'ophtalm. 1881, p. 21.

REYNOLDS. — Radical cure of ptérygium (J. ann. Ass. Chicago XI, p. 161, 1888.) The nature and treatment of pterygia (S. Am. M. Ass., Chicago, 1902, XXXIX, 296-298. 1 fig.)

RICHET. — Traité pratique d'anatomie médico-chirurgicale.

RICHTER. — Clin. Richter Gœtt, 1771.

RIBERI. — Blepharophtalmo, terapia operativa, p. 110.

ROGUETTA. — Cours d'ophtalmologie (Paris, 1877.)

ROLLET. — Ptérygion récidivé; greffe de la muqueuse buccale (Lyon médical, juillet 1905.)

ROUDOULY. — Du ptérygion (Th. Paris, 1877.)

ROUX — Du ptérygion (Lyon, 1893.)

RUELLE. — Soc. des sciences médicales de Gannat, 1889.

RUET. — Kehrbuch d. Augenheil 1854.

RYERSON STERLING. — Observation de ptérygion extrêmement développé (Ann. d'oculistique, juillet 1891, p. 75.)

SACHSALBER. — Sur l'étiologie de la pinguecula et du ptérygion (Wien Klin. Wochens, 1905, XVIII p. 181.)

SAINT-YVES. — Nouveau traité des maladies des yeux, 1736.

SCHIRMER. — Guérison d'un ptérygion cicatriciel par transplantation cornéenne (Deutsche medical Wochenschr, 1894.)

SCHMIDT. — Ophtalmo, bibliotek. 2 Bd., 1 St. Iéna, 1803.

SCOTT-KENNELL. — Short notes of a case of natural cure of pterygion (Ophtalmic Review, May 1895.)

SICHL. — Sconographie ophtalm. pl. 26, Paris, 1852. Procédé de ligature de Szokalski.

SCHŒLER. — (Annal. d'oculistique, 1878. p. 180.)

SCHULEK. — De l'étiologie du ptérygion (Annal. d'oculistique, 1897.)

SCARPA. — Trailé des maladies des yeux, 1821, t. I.

STOBBS. — Opération du ptérygion (Rev. gén. d'opht. 30 septembre, 1888.)

SŒMISCH. — Les maladies de la conjonctive (Grœffe Sœmisch Handbuch der Gesant. Augenheil. 1904, p. 414.)

SOUS. — Bordeaux médical, 1896.

STARLEY — Courant galvanique dans le traitement du ptérygion (Assoc. Amér. juin 1898.)

STELLWAG. — Zur Lehre von den Thrænenableitungsorganen. Wiener Zeitsch. XVII, 1861.

STEINER. — Epithélioma et ptérygion (Centr. für Augenh. 1896.)

TAVIGNOT. — Journal des connaissances médicales, 1854 et 1873.

TARTUFERI. — Tulle forme cellulari che compogono l'epithelio delle porzione tarsea della congiunctiva umana. Giorn. intern. delle Sc. méd. 1879.

THÉOBALD. — The pathogenie of pterygiums (Journ. ophtal. Saint-Louis, 1886.)

TRAPESONTZIAN (Mlle Catherine.) — Étude sur le ptérygion. Pathogénie, anatomie pathologique (Extr. Arch. d'opht. Paris, 1901, XXI, 667-682, 10 fig.)

TROUSSEAU. — Le ptérygion et l'opération de la cataracte (Annal. d'oculist. Janvier, 1893, p. 47.)

VALUDE. — Annal. d'ocul. t. CVI, p. 441.

VELPEAU. — t. III, p. 380.

VIDAL DE CASSIS. — Traité de pathol. externe, 1851, t. III, p. 145.

WARE. — Remarcks on the ophtalmy. (London 1780, p. 67.)

WARTON JNES. — Maladies des yeux (Paris, 1862, p. 651.)

WARDROP. — On the morbid anatomy of the eye, p. 27 (Edinburg, 1808.)

WELLER. — Traité théorique des mal. des yeux. (Paris, 1828. t. I, p. 235.)

WECKER (DE). — Traité des mal. des yeux, 1867.

— Thérapeutique occulaire, 1879.

— Le râclage cornéen appliqué à la guérison du ptérygion et de la kératite en bandelette. (Soc. d'Opht. de Paris, 1896).

—. Klinische honatsbl. für Augenh, 1901.

DE WECKER et MASSELON. — Traité des mal. des yeux 1889.

WEYMANN. — Pterygium, pathology and treatment. (Ann. of. Opht. juil., 1900).

WRIGHT. — Procédé par arrachement. (Bull. médical, 8 avril, 1888).

WÜRDENMANN. — Avant les opérations sur la cornée, enlever les ptérygions. (Ann. d'ocul., 1892).

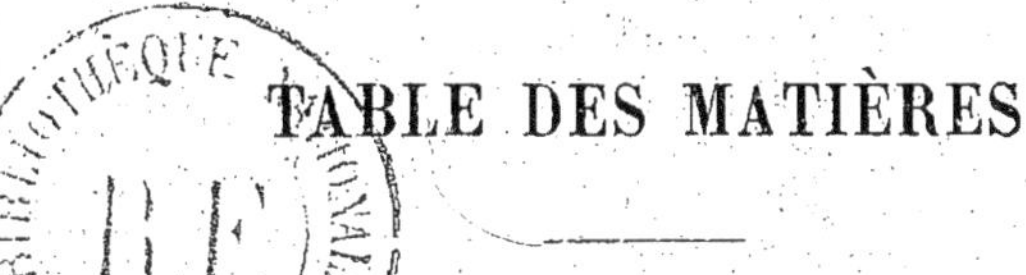

# TABLE DES MATIÈRES

Lyon. — Imp. A. Storck et Cie. 8, rue de la Méditerranée

www.ingramcontent.com/pod-product-compliance
Ingram Content Group UK Ltd.
Pitfield, Milton Keynes, MK11 3LW, UK
UKHW012229240726
13966UKWH00003B/1026